老年精神科医が教える

「脳が老化」する前に知っておきたいこと

和田秀樹

JN143097

青春新書
INTELLIGENCE

はじめに

私が高齢者専門の精神科医になって30年以上の月日が経ちますが、つくづく世の中に老化をしない人はいないと痛感させられます。

90歳近くまで元気に歩き、ボランティアを続けているような人や、認知症の奥さんより10歳も年上なのに中高年の人以上にバリバリ介護を続けてきた人が、5年後にはすっかり歩行がよぼよぼしてきたり、認知症になったりということは珍しくありません。

もちろん、60代、70代から歩行困難や認知症になる方もいます。

いずれにしても、60代のときと80代のときで容姿が変わらないという人はほとんどいないでしょう。

このように人間はさまざまな形で老化していくわけですが、それに大きな影響を与えるのが「脳の老化」です。

認知症というのは怖い病気と思われがちですが、85歳以上の人の4割、90歳以上の人の6割、95歳以上の人の8割近くが罹患《りかん》するわけですから、これはある意味、老化現象といっていいものです。

一方、脳の老化で、認知症よりはるかに早く起こる現象が「感情の老化」です。脳の前頭葉《ぜんとうよう》という場所が縮み、機能が低下することから起こるのですが、早い人では40代からこれが目立ち始めます。意欲が衰え、新しいことへの適応力が弱くなり、創造性が落ち、感情のコントロールが悪くなってしまうのです。

意欲が衰えると、頭や体を使わなくなるので、ボケたようになったり、足腰が弱ってロコモティブシンドローム（筋力の低下や関節・骨の病気などによる「運動器の障害」で、要介護になるリスクの高い状態になること）につながったりします。

もう一つ、意外に老化現象と思われていないものに、高齢者のうつ病があります。年とともに神経伝達物質が減っていくためにうつ病にかかりやすくなるのですが、最悪、自殺にもつながるし、意欲低下が生じるのでとても怖い老化現象です。

ただし、これらの老化現象は、完全に起こらないようにすることはできませんが、それが生じるのをある程度対策をしておけば遅らせることはできます。

たとえば認知症の場合、頭を使っていれば、発症を遅らせることができるでしょうし、なった際の進行をゆるやかにすることもできます。

感情の老化についても、前頭葉を使う生活をすることでかなり遅らせることができます。前頭葉はふだんそれほど使わない部分ですが、とても大きな体積を占めるので、予備力が大きいのです。つまり、意識して使うことで、前頭葉の機能の維持も期待できるのです。

うつ病も、生活習慣やものの見方を変えることでかなり予防できることがわかってきました。

このように脳の老化予防、対策を行うことで、脳を少しでも若く保つことは可能なのですが、ほとんどの人がそれを実践していません。

ただし、このような対策をして老化を遅らせることはできても、認知症にならないこと、うつ病にならないことは完全にはできないと考えていいでしょう。だとすると、なってからの対策も大切なことです。

本書では、家族なり本人が認知症やうつ病になってから、何をすべきで、何ができるかも、私の長年の臨床経験からご紹介します。備えあれば憂いなしとまではいかなくても、不安やパニックを避けることはある程度可能でしょう。

実際は、ものすごく確率が高いことなので、ぜひ知っていただきたいと思い、筆を取りました。お役に立てれば幸甚この上ありません。

老年精神科医が教える「脳が老化」する前に知っておきたいこと——目次

序章　「心の老化」がすべての始まりだった⁉

◇認知症＝ボケより先に始まる、この兆候を見逃さない

第1章

少しくらい〝もの忘れ〟があっても、心が元気なら大丈夫

◇脳の老化が怖くなくなる「予防と対策」の最新精神医学

第3章　ボケが始まっても十分間に合う対応法
◇人生100年時代、家族として知っておきたいこと

第4章　脳の老化も遅らせる「心の健康」の保ち方

編集協力／山崎智嘉
DTP／エヌケイクルー

脳と心の老化度を知るチャート

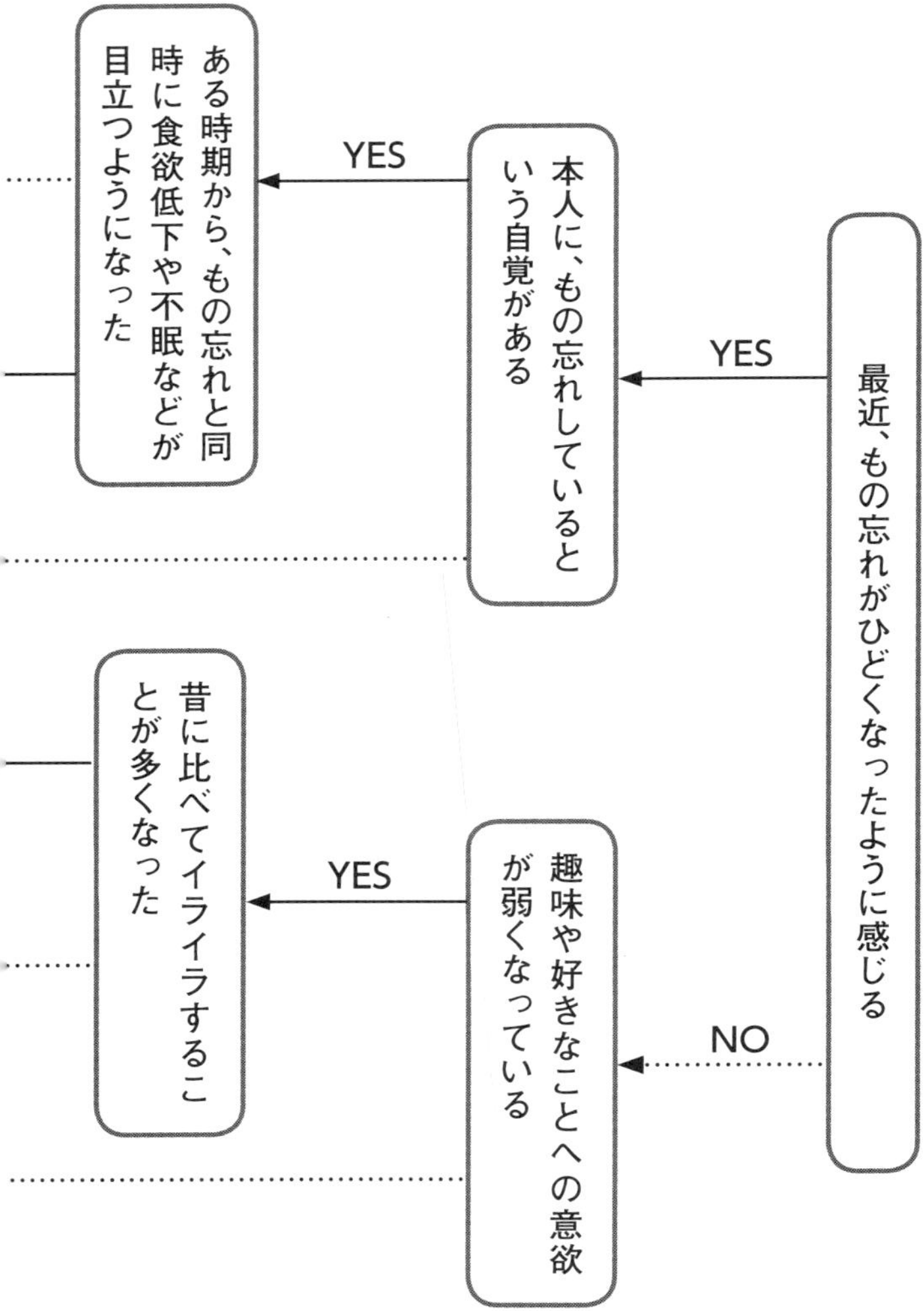

「認知症」と「老人性うつ病」を併発する例も多々見られます。

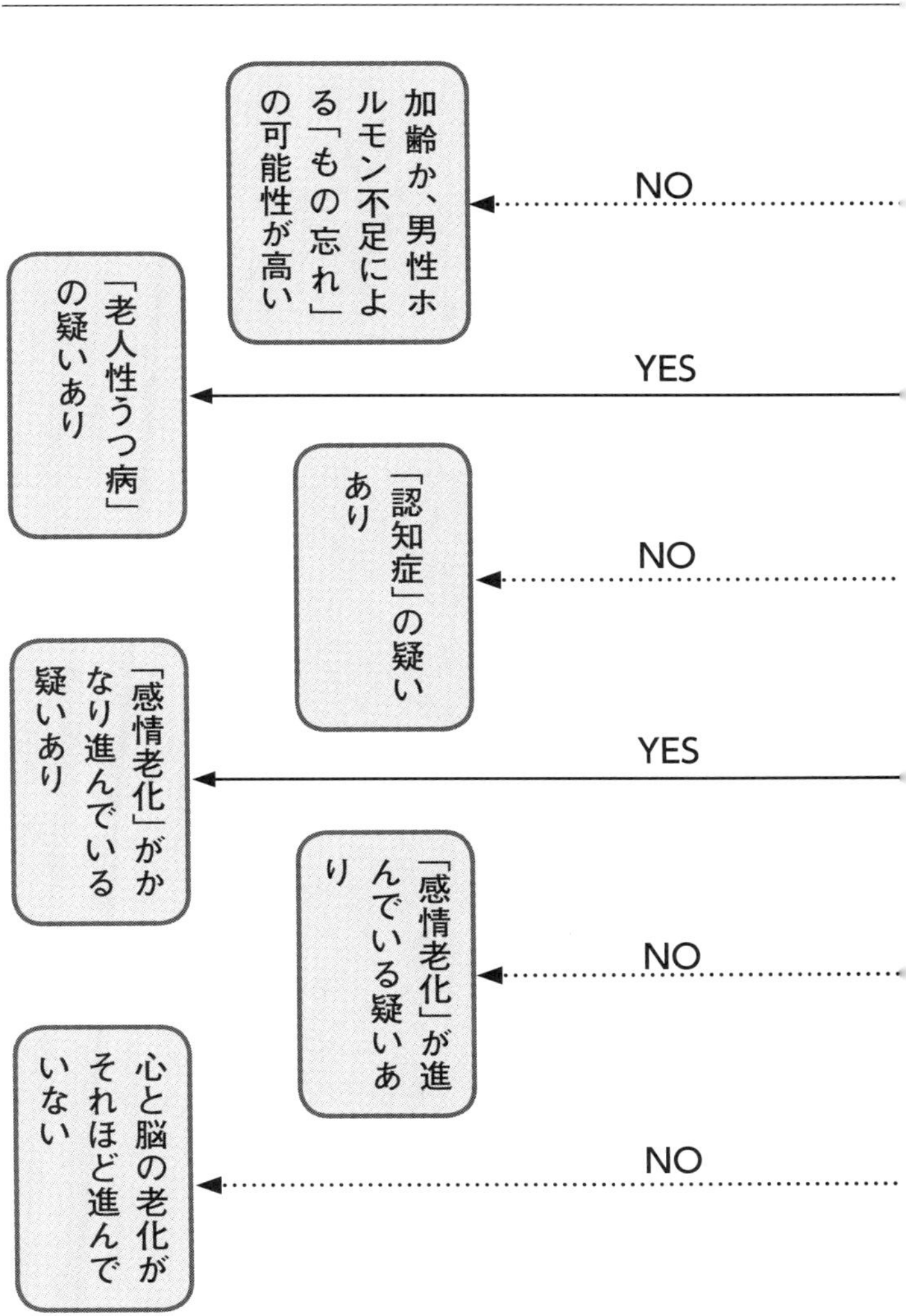

※チャートはあくまで一つの目安であり、病気を断定するものではありません。

序　章

「心の老化」がすべての始まりだった⁉

◇認知症＝ボケより先に始まる、この兆候を見逃さない

「心の老化」への準備はできていますか

だれでも老後は不安です。

老後の不安は漠然としていますが、そのうちにやってくることはうすうす感じています。それなのに、肝心の「老後の準備」＝「老い仕度《じたく》」は万全とはいえない、だからなおさら不安なのです。

60歳以上の男女への調査では、日常生活でもっとも大きい不安は「健康や病気」で約68％、「寝たきりなどで介護が必要になる」約60％、「収入が不安」約34％、「子や孫の将来」約29％などです（内閣府「高齢者の日常生活に関する意識調査」2014年度）。

国立長寿医療研究センターの同様の調査でも、8割以上の人が「高齢者になるのは不安」と答え、その不安の内容は、「寝たきりや認知症になって介護が必要になること」が78％、「病気になること」72％、「収入がなくなること」68％などでした（20代から70代の男女、約2千人の調査。04年）。

この調査では、心配な「病気」は「がん」が77％、「認知症」が70％で、4割の人が「長生きしたくない」とも答えています。

人は本当は長生きしたいものです。ところが、自分が高齢になったときのことを考えると、「長生きしたくない」と思ってしまうほど不安がつのるのです。

問題なのは、多くの人が「老後に不安」を抱いているのに、そのための「予防や対策」をしっかりしていないことでしょう。

「病気」「寝たきり」「認知症」「介護」「生活費」と考えれば考えるほど、どんどん不安がつのるのに、その準備はほとんどといっていいほどできていません。

だれにでも訪れるのが「老化」です。

脳にも体にも老化による変化が起こります。なかでも、とくに忘れられがちなのが「心の老化」の「予防と対策」です。

ボケはだれにでも起こる

がんの予防や対策のためには、多くの人が食事に気をつけたり、検診を受けたりしますが、先のアンケートでがんの次に不安とされた「認知症（ボケ）」予防と称する「脳トレ」をやる人はいても、そのほかの「心の老化」への「予防と対策」を行っている人はほとんどいないでしょう。

多くの方が心配する認知症、ボケですが、とても「漠然とした不安」です。なぜかというと、そこには大きな誤解があるからだと思います。

いちばんの誤解は、「認知症、ボケが出たら、その後の人生は不幸だ」というものでしょう。

認知症、ボケは、だれにでも起こりますが、どんなにボケても幸せに過ごしている人はたくさんいます。そして、だれにでも起こるけれど、なったときの備えさえしていれば、それほど大きなトラブルが生じることはあまりないのです。

実は、85歳を過ぎると、ほぼ全員の脳にアルツハイマー型の変化が起こることを、年間100例以上の高齢者の脳の解剖を行う浴風会病院に勤務中に経験しました。

また、厚生労働省のまとめでは、「認知症」については、85歳以上の方の40％強がテスト上は認知症と診断されるとされています。

70〜74歳では認知症有病率は4・1％です。ところが、80〜84歳で21・8％、85〜89歳で41・4％と倍増します。

そして、90〜94歳では61％となり、95歳以上となると実に79・5％の人が認知症と診断されるという数字があるのです（厚労省「都市部における認知症有病率と認知症の生活機能障害への対応」平成23〜24年度）。

90歳以上だと約6割の人が認知症になるのですから、これは「受け入れる」ほかないでしょう。ただし、あとからお話ししますが、認知症は急にくるものではなく、ゆっくりと進むものですから、むやみに怖がることはないのです。

それは「感情年齢」の老化から始まる

私は、精神科医として30年以上にわたって高齢者医療を専門とし、さまざまなケースに接してきました。体の健康のほかに、認知症、うつなどの数々の「心の問題」と「脳の問題」を診てきています。

「年を取ると、何が起こるのか」を長年見てきたのです。

そして、多くの方々にアドバイスをしてきたことから、みなさんの「不安」への具体的な「予防と対策」をいくつかお伝えできると思います。

その経験からまずいえることは、多くの人の老化は「感情の老化」から始まる、ということです。

たくさんの高齢の方々を診てきて、感情機能や自発性、そして意欲を司《つかさど》る脳の「前頭葉」の働きが低下することで、人は「感情年齢」が高齢化し、そのために体全体に老化が進んでしまうことに気づいたのです。

40代からすでに始まっている脳の老化

人間の脳（大脳皮質《だいのうひしつ》）の表面積は、新聞紙一面（約2200平方センチメートル）くらいで、そのうち脳の各部が占める面積は、前頭葉41％、側頭葉《そくとうよう》21％、頭頂葉《とうちょうよう》21％、後頭葉《こうとうよう》17％となっています。

前頭葉がこれほど発達している動物は、ほかにはいません。人間が人間らしくあることの裏づけが前頭葉の働きだといえるでしょう。

ところが、この大切な前頭葉の萎縮《いしゅく》は、40代から目に見えるようになります。私は臨床現場で膨大な数の脳のCT（コンピューター断層撮影）やMRI（磁気共鳴コンピューター断層撮影）などの検査画像を観察する中で、「人間の脳で最初に老化が始まるのが前頭葉」だということを確認したのです。

いわゆる「脳の画像」では、頭蓋骨の内側に隙間なく詰め込まれている脳をイメージしますが、こういった「きれいな脳」の状態を維持できるのは、ふつうは30代が限界です。個人差はありますが、40歳過ぎから、脳には頭蓋骨との間などに隙間が少しずつできます。

40代になって前頭葉が肉眼でわかるほどに萎縮すると、その人は30代までより創造性、自発性、意欲などの能力が低下してしまいます。

50代、60代になると、さらに前頭葉の機能が低下し、「感情抑制機能」が衰えることから、些細なことで怒ったり、怒鳴ったりするようになる人もいます。

ただ、みんながみんな「問題行動」が生じるわけではありません。そして、前頭葉が萎縮しても、「知能・記憶力はほとんど落ちない」という点が重要です。

前頭葉の機能が落ちても、若い頃からむずかしい本を読んできた人は、これは側頭葉の機能ですので、相変わらず読んで理解できるし、文章力も落ちません。頭頂葉の機能である計算力にも影響はありません。

日々の生活も、まったく変わることなく送ることができます。そのため、かえって自分の感情年齢が変化していることには、なかなか気づかないのです。

自分の感情年齢を知ることが大切

だれにでも訪れる老化ですから、自分の前頭葉がどのくらい高齢化しているかを知っておきたいものです。その「感情の老化」の状況によって、「予防と対策」も行えるからです。

そのためにも、自分の「感情年齢」を知っておく必要があります。

私のオリジナルの「『感情年齢』の自己診断テスト」を、49ページに掲載しています。まず、このテストでご自身の「感情年齢」に目星をつけて、そこから本書を読み進めていただくといいかと思います。ぜひ試してみてください。

感情年齢には、当然ながら個人差があり、ボケの進み方にも個人差が大きく表れます。前にもお話ししたとおり、だれにでも年齢を重ねれば脳にボケの兆候が表れます。ただし、脳に変化があっても、日常生活にはまったく支障がないことも珍しくありません。

本人が自分の状況に気づいて、もの忘れをしないように「メモの習慣」をつけたり、日常的に、発言や行動などにも気をつけたりして、うまく適応して振る舞うことで、家族でさえ気がつかないケースもあります。

本人がボケに気づかないことすら少なくありませんが、そんな場合も、本人が幸せならば、まったく問題ないともいえます。

また生前、ボケの症状がはっきりしていたのに、亡くなって解剖したら、脳にはさほどの変化がなかったという人も、かなりの数でいました。おそらく後述するうつ病だったのでしょう。

ひとつ誤解が多いのは、ボケが「急にくる」ということ。認知症は「急に発症する」ということはほとんどなく、「ゆっくり進行する」のです。

ある時期、ある日、急にボケるということはまず起こらなくて、そういう場合は、ほかの原因が考えられます。その代表的なものが「老人性のうつ病」です。「心の老化」を考えるうえでは、この老人性うつ病への予防と対策もしっかり取る必要があります。それに関しては、後ほど詳しくお話ししていきます。

それはともかく、ほとんどの場合、ボケはゆっくりじわじわと進むので、「いきなりボケて困る」ということはないのです。

現役時代から認知症が始まっていた⁉　レーガン大統領

それに関しては、レーガン氏とサッチャー氏の例がわかりやすいかと思います。

ロナルド・レーガン元アメリカ大統領は、１９９４年に自らがアルツハイマー型認知症であることを公表しました。

そのメッセージの中で、妻のナンシーさんが乳がんになった際、その事実を公表したことによってアメリカ市民のがん予防への意識を高めることにつながった、ということを挙げています。

つまり、このアルツハイマー病公表メッセージも、同じ病気の人に対する励ましの意味と、この病気への理解を訴えたものと位置づけられていました。

そして、重要なことは、このメッセージには記されていなかったのですが、レーガン氏がアルツハイマー病を発症したのは、大統領在職中だったと思われることなのです。

在職中に、耳が遠くなるなどの老化現象もはっきり出ていました。

正式にアルツハイマー病と診断されたのは、レーガン氏が77歳11カ月という高齢で大統領職を終えた4年後の93年のことだったそうですが、レーガン氏は、その後も自宅にホワイトハウスの大統領執務室を再現して、その部屋で書類や新聞を読むなどすることで症状の進行を抑えたといいます。認知症を公表した時点の受け答え能力の低下の度合を考えると、おそらく認知症の初期症状である記憶障害は大統領在任中に発症していたと私は考えます。

英国の首相だったマーガレット・サッチャー氏も、政界から引退したあとに認知症が進んだことが知られています。娘さんの証言では、サッチャー氏は夫が死亡したことも忘れるほど認知症が進行したというのです。

この二人の政治家は、世界的に大きな功績を残したと評価されていますが、その現役時代から、アルツハイマー型認知症の症状があったと十分に考えられるのです。

つまり、ボケ、認知症などの症状があったとしても、それは急に進行するわけではありませんし、初期段階であれば、病気を抱えながらも一国の代表という仕事ができるだけの知的能力は保たれるのです。

このレーガン、サッチャー両氏の例が語るのは、ボケ、認知症はゆっくり進むので、むやみに焦ったり、怖がったりする必要はなく、日々の生活は十分できるし、それを充実させることが大切だということだと思います。

ボケの進みが遅くなる、たった一つの習慣

亡くなられた高齢者を調べると、85歳以上ならほとんどの人に、体のどこかに「死因」とはならなかったがんがあることも浴風会病院勤務時代に経験しました。

つまり、がんもだれにでも起こる老化現象の一つで、必要以上に恐れたり、気にしたりすることはありません。

だれにでも起こる老化現象を気にするより、明るく楽しく日々を過ごしたほうが、明ら

かに免疫力が上がり、がんの元になるでき損ないの細胞も免疫でやっつけたり、がんの悪化を抑えたりできると考えられます。

私が長年にわたって高齢者を診てきた経験では、幸せを感じつつ、楽しく趣味に没頭したり、体を動かしたりしていると、認知症も進み方が遅くなります。

反対に、生き甲斐とすることが取りたててなく、趣味もまったくない、という人は、症状が進みやすい傾向があります。

介護サービスの一つ「デイサービス」に参加して、高齢者同士でゲームなどをすることで、ボケの進行や体、頭の衰えを遅らせることができるのですが、現役時代に社会的地位が高かった人などは、とくにそういう集まりに行くことを好まない傾向があります。

過去のプライドやよけいな自尊心が、気軽にお年寄仲間と接することを邪魔するのです。家族関係でも、近所づきあいでも、そういう「心の壁」を高くしてしまうと、体や頭の衰え、ボケもより進んでしまいます。

かつて人より抜きん出た地位があった人でも、名声を博した人でも、どんな人も同じように年を取ります。どうせ一度きりの人生なら、年を取ってもできる限り幸せで、心豊かに過ごすことがいちばんです。

男性ホルモンの状態でわかる老化のサイン

アルツハイマー型の脳の変化のあるなしにかかわらず人間をボケたようにするのは、「消極的」になることです。

何かをしようという気持ちがいつのまにか衰えていったりと、だれでも意欲は年齢とともに減退します。だから、趣味でも何でもいいので、生活の中で何か積極的になるものを見つけることが大切です。

なかには、年齢とともに積極的になる方もいます。それは女性によく見られますが、60歳、70歳になって、気の合う友達と温泉旅行に行く機会が増えたりします。これはとてもいいことです。

ものごとに積極的に取り組もうとする意欲を左右するものの一つに、男性ホルモンがあります。

意外に知られていないことですが、男性は40代から男性ホルモンが目立って減り始めます。おそらく現代の40代の夫婦は、半分強、もしかしたら7割くらいが「セックスレス」ではないかと思われます。

（図表1）男性ホルモンから見た「感情老化」度テスト（男女とも）

□にチェックを入れてください

□最近、お腹が出てきましたか？
□性欲や勃起力（男性の場合）は衰えてきましたか？
□夕食後に眠くなりますか？
□イライラしたり、不安やもの悲しさを感じたりしますか？
□体力は低下していますか？　筋肉は衰えてきましたか？
□夜中にトイレに行く回数が増えましたか？
□昼間や仕事中に疲れやすいですか？
□ここ近年、胸が大きくなりましたか？
□頭髪が薄くなってきたと感じるようになりましたか？
□最近、顔色が悪くなってきましたか？

出典：『最強の男性ホルモン「テストステロン」の秘密』クロード・ショーシャ、クロード・デール：共著／和田秀樹：監訳・監修／ブックマン社

その時期に、男性の場合、男性ホルモンが減ると同時に「もの忘れ」が増え、記憶力が落ち始めていきます。「心の老化」の一つの表れとして、男性ホルモンの減少と、その減少の兆候を見ることで確認することができます。

それをチェックする「老化度テスト」を上に紹介します。これはおもに「40代以降の男性の老化度」を見るためにつくったテストですが、女性の方も参考に試してみてください。

このテストでチェックが「3〜5個」ついたら、男性ホルモンなど、おもに男性の若さを保つ働きが低下し始めている、というサインです。

「6個以上」のチェックがついたら、「男性更年期障害」の可能性があります。食生活、ホルモンバランス、運動など、具体的対策について、すぐにでも医師に相談したほうがいいでしょう。

女性も、「3個以上」のチェックがついたら、やはり、日々の生活の見直しを今日から考えるべきでしょう。

女性は年齢とともに男性ホルモンが増える

実は女性は、男性とは逆に「年齢とともに男性ホルモンが増えてくる」ということが、最近わかってきました。

以前は、この現象は「女性ホルモンの分泌が減るために相対的に男性ホルモンが増えたように見えるのだろう」と考えられていました。

ところが、東日本大震災の被災者などの後遺症を調査する中で、「ホルモンがどのように増減しているか」というテーマを研究した人がいて、その結果、「女性は40代、50代、

60代と、男性ホルモンが増えている」ということがわかったのです。

これが、「女性は、男性とは逆に、年齢が高くなるほど『人づきあい』に積極的になる」という現象につながっているようです。

60代、70代の男性は、「友達と温泉旅行に行きたい」とはあまり思わなくなり、女性は、まったく逆の傾向を示すわけです。

人づきあいもよくなり、意欲もモリモリと増加するのです。

人づきあいが億劫に感じられてきたら……

面白い実験があります。2013年に英国の『ネイチャー』誌で発表された実験ですが、「女性に、男性ホルモンの『ジェル』を塗布《とふ》して、その影響を見る」という実験が行われました。

女性に男性ホルモンが増えると、被験者のアンケートの記述に、「寄付をしたい」とか、「災害救援ボランティアをしたい」という世の中の弱者に対して積極的に働きかけるという効果が影響として表れたというのです。

男性ホルモンが多いことが、「弱者、困っている人を助けたい」という積極的な意欲につながるようです。

男性ホルモンが減ると、いろいろな意欲が落ちるので、多方面に影響が出ます。性欲だけでなく、仕事を続けている人なら、仕事のうえでの意欲が減退します。出世欲などはだんだん消えていくのです。

異性に興味がなくなるだけでなく、「人間に興味がなくなる」というのは困りものです。近所づきあいも減るでしょう。40代を過ぎて人づきあいが億劫《おっくう》になってきたら、それは男性ホルモン減少の影響かもしれません。

「予防と対策」はたくさんある

本書にも、感情老化、男性ホルモン、うつ病……などの状態を測るテストやチェックリストを紹介していますが、そういったツールを活用して、「心の老い」を自己分析し、現状を把握したら、「予防と対策」を考えます。

たとえば、何らかの「ボケの兆候」が見られたとき。

いちばんよくないのは、本人が「少しボケてきたみたいだから、外出を控えるか」と考えたり、家族など周囲の人が「道路は危ない。心配だから外に出ないほうがいい」といって、家の中に閉じ込めることです。

もし、多少ボケてきた場合でも、あえて外に出させることが重要です。どんどん外に出して、歩いたり、近所の人と話したり、活動したりして刺激を与えることが、ボケの進行を遅らせることにつながるからです。

もう一つ、「かくあるべし症候群」にも気をつけたいものです。もう「いい年なのだから」とか、「この年齢の人は、こういう人間であるべきだ」「こういう人格であるべきだ」と型にはめて行動を縛ってしまうと、どうしてもストレスが生じます。

そんな無用なストレスを生じさせないためには、家族の理解が必要です。家族がそれを理解しないと、ボケ状態は静かに進行してしまうのです。

繰り返しますが、人は年齢を重ねれば脳の老化や萎縮は必ず生じます。85歳の方の40%は「認知症」の診断を受ける、という数字があるのですから、それに抵抗することはできません。自分もいつかはボケるのだな、と考えておくことが大切なのです。

ただし、私の専門は、そこから生まれる諸問題をいかに軽減するか、ということですから、「予防と対策」はたくさんあります。

本書には、そんな「ボケ方の知恵」を詰め込みました。

すでにお話ししましたが、ボケ、認知症に対するいちばんの誤解は、「急にボケる」と思っている人があまりにも多いことです。

認知症は、じわじわとゆっくり進行します。初期（軽症）、中期（中等症）、末期（重症）と、「グラデーション」がかかるようにゆっくり進行することが多いのです。

症状が出てあわてるより、まずどのような病気かを知り、変えられることと変えられないことに分けて対応すべきです。また、介護保険の制度を使えば家族で対応できることも多いのです。本人も家族も、そのことを第一に理解してほしいと思います。

認知症にどう対応するかは、「心の老い仕度」でずいぶん変わるということ。ここではそれをご理解ください。

ボケより怖い「うつ病」

ボケ、認知症とは異なる「心の老化」で、とくに気をつけたいのが「うつ病」です。「心の老い仕度」としては、むしろこちらのほうが大切です。

うつ病は、「心の風邪」とよくいわれます。

そう呼ばれるほど、だれもが発症する可能性がある「心の病気」です。ただし、「心の風邪」

という言葉の響きほど「軽い病ではない」こともしっかり知っておく必要があります。

うつ病は、放っておいてよくなるものではなく、「こじらせるとリスクが大きい」という点で、「万病の元」といわれる風邪と共通点があります。軽いからといって放置していい病気ではありません。

とくに高齢の人のうつ病は、認知症と勘違いされたり、放置されたりしがちで、気をつけないと大問題につながるのです。

うつ病についての誤解や偏見もまだまだあるので、本人も、家族をはじめとする周囲の人も、うつ病についてきちんと知っておくべきことがいろいろあります。

いちばんの問題は、「うつ病が原因で自殺する人」がかなり多いということです。欧米での推定では、自殺した人の約70％は、うつ病にかかっていたと見られているのです。

ほんの数年前まで、日本では「年間3万人超」の人たちが、さまざまな理由で悩みを抱えたあげく、自殺の道を選択していました。しかし、その後の対策によって、自殺者は減少しています。

この自殺者数の減少には、何かと評判が悪いかつての民主党政権が、自殺対策を行ったことが影響したといわれています。

民主党政権のときに、うつ病対策として、「お父さん、眠れてる？」というポスター告知を展開するなど、「うつ病の疑いがあれば早期に医者にかかる」ことを推奨したのです。

その結果かどうかははっきりとはわかりませんが、２０１２年に「日本人の自殺者数が15年ぶりに３万人を切った」という報道がありました。「不眠」が、実はうつ病の症状の一つだということを強調した結果ではないかと思います。そして現在では自殺者数は２万１０００人を切っています（２０１８年）。しかしながら、自殺者が年間３万人を超えていた14年間で、約45万人が不本意な死を選んでいたのです。

バブル崩壊後の長期不況が影響したとも思われますが、「自殺者、年間３万人は異常」という指摘があっても、これといった対策を講じなかったそれまでの自民党政権の無策ぶりは、大問題だったと思います。

不眠がうつ病の症状だと知らせること、そして、うつ病が疑われたら医者にかかること、ほかの症状が目立たない、軽症のうちにうつ病を治しておいたほうがいいこと、放っておくと、脳が変化して非常に治りにくくなること……こうしたうつ病の真実を知っておくことが大切です。

うつは早く対応すればよくなる

最善の「うつ病対策」は、とにかく「早期治療」すること。これが、私がこの本でうつ病対策としていちばん訴えたいことです。

ただし、老人性うつ病の場合は、一般にイメージされるうつ病の症状である「気分の落ち込み」や「自責感」が増すといった状態にならないことが多いので、この点にはとくに注意が必要です。

認知症とは違って、うつ病は急に発症し、不眠に代表される「睡眠障害」や「食欲障害」を合併することが多いのが特徴です。

家族が「認知症を発症しているのでは」と思って高齢者を病院に連れてきたら、認知症ではなくうつ病だった、ということが高齢者医療の現場ではよくあります。

60代くらいの初老期の場合、日常生活でどこか意欲がなくなって、外出や着替えをしなくなったうえに、記憶力などが衰えたために、まわりから「ボケた」と思われている人の7～8割が、うつ病の可能性が高いのです。

前述のように前頭葉が衰えて感情が老化することでも似たような症状が表れますが、きちんと医師が診断すれば、ボケ、認知症か、うつ病かはだいたいわかります。

(図表2)老人性うつ病と認知症のおもな違い

	老人性うつ病	認知症
病気の進行	あるときから急に発症	徐々に進行
もの忘れ	自覚あり	名前や住所など基本的なことを忘れていることの自覚が乏しい
食欲	落ちる(まれに過食になることも)	ある
睡眠	眠れなくなったり、眠りが浅くなる	以前より長く寝るようになることが多い

(図表3)うつ病の男女年齢別総患者数

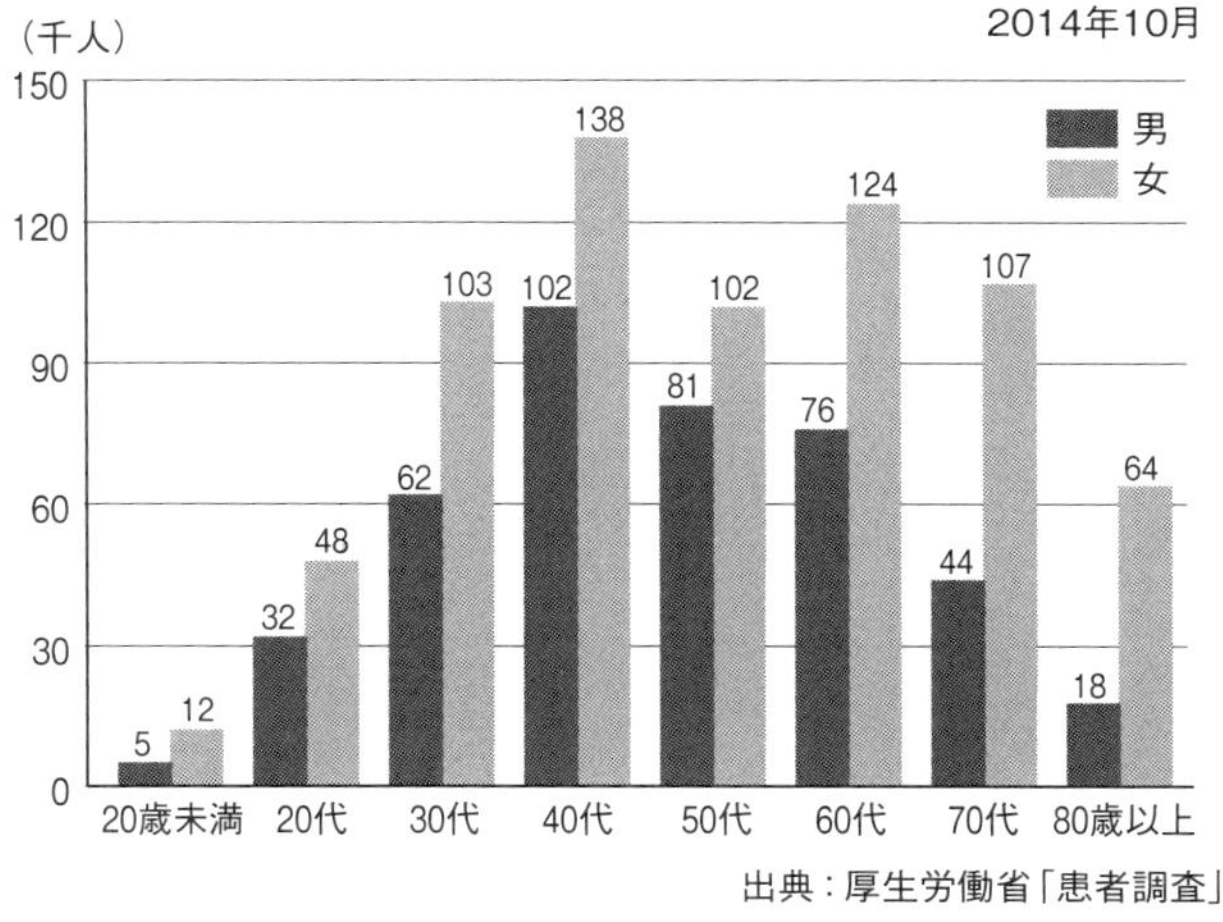

出典:厚生労働省「患者調査」

厚労省の患者調査では40代がピークにあるが、地域住民調査ではうつ病はむしろ高齢者に多いので、医者にかからないうつ病の高齢者が多いことがわかるところが、高齢者を専門とする精神科医の数があまりに少ないので、統計では全国で140万人から150万人はいるのではないかと推定される高齢者のうつ病患者の多くが、適切な治療を十分に受けられていません。

これが、「高齢者の自殺率の高さ」につながっていると私は考えています。全自殺者の4割は高齢者という推計もあります。

うつ病は治療できるものなので、多くの高齢の自殺者が、早期治療によって早まった「選択」から救われるはずです。

うつにならないための基本習慣

うつ病はある程度は予防できます。その基本は、毎日の生活から、です。

後章で詳述しますが、まずは「食生活を工夫する」ことから始めるのがいいでしょう。

それには、うつ病の原因の一つではないかと考えられている、神経伝達物質セロトニンの不足を補うのがポイントです。セロトニンの原料はたんぱく質の材料となる必須アミノ酸の一種であるトリプトファンなので、それが含まれる「肉や魚、大豆製品を積極的に食べる」ことを意識します。

セロトニンは、コレステロールを増やすことでも脳内により効率よく運ばれると考えられています。コレステロールは、男性ホルモンの材料でもありますから、増やすことでさまざまなメリットがあるのです。

検査データのコレステロール値を「目のかたき」のように減らそうとする傾向が日本にはあります。私は、これはそもそも間違った傾向だと思っています。

心筋梗塞で死ぬ人が日本人に比べて圧倒的に多いアメリカ人は、確かにコレステロール値が高すぎる人は減らしたほうがいい場合があると思いますが、日本人はまず、そんな心配をする必要はないでしょう。

というのも、アメリカ人は1日平均約300グラムの肉を摂取しているといわれますが、日本人は約80グラムしか食べていません。沖縄の人は約100グラム、ハワイの日系人は120グラム摂りますが、彼らが長寿であることを考えると、むしろ少なすぎるというのが私の考えです。

また、アメリカではがんで亡くなる人の1・7倍の人が心筋梗塞で亡くなっているのですが、日本人は心筋梗塞で亡くなる人は、がんの半分程度です。

よくいわれる、コレステロールを減らそうというのは、心筋梗塞を予防する、という意味合いが強いのです。もし、コレステロールを減らすように努めると、体の免疫機能が落ちるので、むしろがんは発症しやすくなってしまいます。実際、コレステロール値が低い人ほどがんになりやすいというデータもあるほどです。

日本では、がんでの死亡率がいちばん高いのですから、コレステロール値を減らすことばかりを目標のようにいうのは考えものです。

日本人男性は、ほかの国に比べてもともと男性ホルモンが少ないと考えられるので、日本はセックスレス率も高いのです。コレステロールを減らすという対策は、男性ホルモンも同時に減らしてしまうので、いろいろな意味で有効とは思えません。

年を取るほど日光に当たることの重要性

「日光を浴びる」ことも重要です。うつ病には、強い光を浴びる治療法もありますが、日頃から外出して太陽光を浴びるだけでも違うのです。

光を浴びることで、セロトニンや睡眠と関係のあるホルモンの一種メラトニンの分泌が促進されます。

外回りの仕事の人は、日の光を浴びる機会もあるでしょうが、ふだんデスクワークで日が沈むまで外に出ないという人は、意識して日中、外出するなど、ちょっとした心掛けが重要です。

日光は、紫外線が肌に悪い、シワが増える、シミになるなどという人がいますが、メラトニンを増やすことのほうが、心と体の老化を考えた場合はるかに重要です。メラトニンを増やせば眠りの状態がよくなるし、セロトニンを増やせばうつ病の予防になるからです。日の光を短時間浴びることでビタミンDが体内で生成されるというのもメリットです。ビタミンDは免疫機能を調節して、風邪やインフルエンザ、肺炎などの予防に寄与し、カルシウムの吸収を促進して骨を丈夫にする働きもあるので、骨粗鬆症《こつそしょうしょう》の予防になります。

加えて、ビタミンDに、がん予防の効果があるのではないか、という研究も行われています（国立がん研究センター）。日の光を浴びると気持ちも晴れやかになるので、いいことづくめです。

女性は「4人に1人」がうつ病にかかる

WHO（世界保健機関）によると、世界中でうつ病に苦しんでいる人は、世界人口の5％に達するといいます。

アメリカ精神医学会の調査では、男性の2〜3％、女性の5〜9％がうつ病にかかっているると推計されています。

生涯罹患率では、最大で男性12％、女性25％がうつ病にかかるというのですから、女性の場合、一生涯で見ると、「4人に1人」が一度はうつ病にかかっていても不思議ではないということになるでしょう。

うつ病が「心の老化」の一つの症状として発症する病気であることは確かですが、「人にいえない病気」と考えて、対策が遅れることがあるのも問題です。

治療法がない代わりに、じっくり構えて進行を遅らせることが有効な対策となる認知症などとは違い、うつ病には効果的な治療法も数々あるので、とにかく「早く医師に相談する」「早期に治療する」ことが大切です。

うつ病の兆候があれば、本人や家族の「うつ病はよくなる！　だから、素早く対応して、きちんと治す！」という意思が大事なのです。

ボケもうつも怖くなくなる5カ条

繰り返しますが、うつ病は「よくなる病気」です。さまざまな治療法があり、それは後章でお伝えしますが、ここでは、年を取ったらだれもがなりうる認知症と併せて、「ボケもうつ病も怖くなくなる5カ条」をご紹介しましょう。

1.「年を取ったらだれでもボケるので、過度に心配することはない」
2.「急にボケることはないので、準備をしっかりして、じっくり構えればいい」
3.「ボケても幸せな人はたくさんいる」
4.「『感情年齢』を知って、自分の『心の老い仕度』を早めに始める」
5.「うつ病は早く対処すればよくなる」

本書では、第1章で「ボケ、認知症」について、私が医療の現場で経験してきたさまざまなお話を、第2章で「うつ病」のチェック方法から注意事項などについて詳しくお話しします。

そして、第3章と第4章で、「認知症」と「うつ病」のさまざまな対策や治療法、心構え、大切な家族との関係など、問題を解決するヒントとなるであろう「具体策」について紹介していきたいと思います。

一つの気に入った案を思いつくと、なかなか別の考えが浮かばない			
昔よりイラッとくることが多くなった			
ここ数年、旅行は自分で計画せず、人の計画に丸乗りするだけだ			
昔と比べて、いろいろなことに腰が重くなった			
ここまでの○の合計数			
「○の数」にそれぞれ「3」、「2」、「1」をかける	×3	×2	×1
	❶	❷	❸

仕事編	当てはまるところに○をつけてください		
	YES	どちらともいえない	NO
「ごますり」とわかっていても気持ちいい			
「あの人は○○だから」と、人の性格を決めつけるような発言をよくする			
人にものを尋ねるのが億劫だ			
仕事で、こうしたほうがいいと思うことがあっても、面倒くさいので提案しない			
一度嫌い(好き)になった人物のことは、なかなかいい点(悪い点)を認められない			
ここまでの○の合計数			
「○の数」にそれぞれ「2」、「1」、「0」をかける	×2	×1	×0
	❹	❺	=0

❶+❷+❸+❹+❺=□歳=あなたの「感情年齢」

実際の年齢より「感情年齢」が高い人は要注意です！

出典：『人は「感情」から老化する』和田秀樹著／祥伝社新書より改変

（図表4）「感情年齢」の自己診断テスト

日常編	当てはまるところに○をつけてください		
	YES	どちらともいえない	NO
最近は、自分から遊びに友達を誘ったことがない			
性欲、好奇心などがかなり減衰している			
失敗をすると、昔よりも、うじうじと引きずる			
自分の考えと違う意見をなかなか受け入れられない			
年下にタメ口をきかれると瞬間的にムッとする			
「この年で始めたって遅い」とよく思う			
この年なので、お金を使って楽しむより老後に備えてお金を貯めたいと思う			
あることが気になったら、しばらく気にし続ける			
最近、何かで感動して涙を流した記憶がない			
カッとなって部下や家族に怒鳴ることが多い			
起業など、若い人の話だと思う			
この半年、1本も映画を観ていない			
夫婦ゲンカをすると、怒りがなかなか収まらない			
新刊書やカルチャースクール、資格試験学校、旅行などの広告に興味がわかない			
友達の自慢話を、昔よりじっと聞いていられない			
この1カ月、1冊も本を読んでいない			
最近の若いやつのことはわからない、としばしば思う			
今日あったできごとが気になって、落ち着かずに眠れないときが多々ある			
最近、涙もろくなった			
昔と比べて、斬新なアイディアが思い浮かばなくなった			
グルメ雑誌、ファッション誌などは自分とは別世界のことと思う			

第1章

少しくらい〝もの忘れ〟があっても、心が元気なら大丈夫

◇脳の老化が怖くなくなる「予防と対策」の最新精神医学

世間が誤解している認知症

人生、長生きしていれば、だれもが経験するのが「老い」です。

ところが、その「老い」に対する準備ができていない人が、あまりにも多いことを、私は医師として多くの患者さんほか、さまざまな人たちと接してきて感じています。

認知症がどのような病気かということについても、本当のところは知られていません。いつか自分や家族が経験することになるのに、「正しい知識」があまりにも伝わっていないと日々、感じています。

認知症には「中核症状」と、そこから派生する「周辺症状」があり、その進行の具合、起こり方は、本当に千差万別なのです。

反対に、周辺症状の中に含まれる「行動症状」と「心理症状」についての知識も、多くの人が誤解しているか、ほとんど知られていません。

この誤解が、みなさんが認知症への正しい「予防と対策」をするためのハードルとなっていると感じます。

(図表5) 認知症の「中核症状」と「周辺症状」

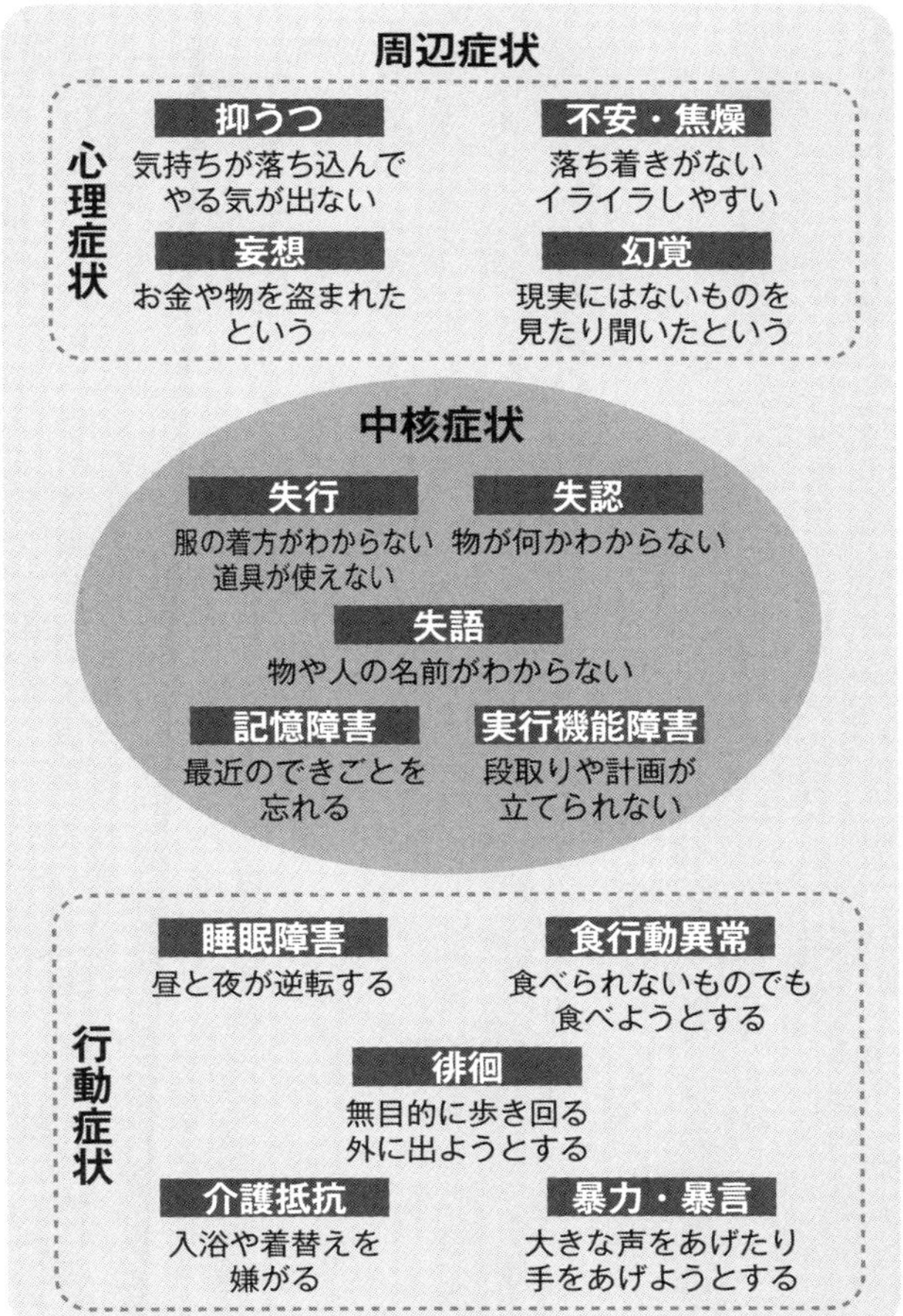

認知症で確実に起こるのは「中核症状」。「周辺症状」は症状の進み方や環境、性格、感情の老化度合などによって複数起こったり、まったく起こらなかったりと個人差が大きい

だれもが「問題行動」をするわけではない

「認知症になったら、多くの人が徘徊《はいかい》するのだろう」という誤解があります。しかし、認知症になったら、みんなが徘徊をし始めるわけではありません。

単純な確率論でいえば、1億3000万人の人口中の約500万人が認知症ということですから、街を歩いている人の4％くらいが認知症であってもおかしくありません。東京・渋谷の「スクランブル交差点」で、一斉に道路を渡っている人々の中にも認知症の人がいることになるはずです。

けれども、スクランブル交差点を渡る人たちが300人程度いるとして、その中に認知症の人は10人くらいいることになりますが、実際には徘徊している人はまずいません。これが認知症に対する誤解の一つだと思います。

認知症の症状としては、基本的に脳の老化による現象が進むので、「徘徊する」というより、反対におとなしくなって、外出しなくなる人のほうが多くなるのが特徴です。本当は、どんどん外出して足腰が衰えないようにしたほうがいいのですが、おとなしくなって家の中にこもりぎみになってしまうことのほうが、はるかに問題なのです。

個人差はありますが、認知症を発症すると、ほぼ確実に起こってくる症状が「中核症状」

と呼ばれる症状で、そこから、いろいろな環境、元の性格、条件によって、「周辺症状」が起こります。

この周辺症状の中に、問題行動として、「行動症状」の徘徊、暴言などや、「心理症状」の不安・焦燥《しょうそう》、幻覚、妄想などが含まれます。ただし、これらの症状は、必ず起こるわけではありません。

まず、最初の誤解が、「認知症は突然起こる」のではなく、その進行には時間がかかるということですが、次の誤解である「だれもが問題行動をする」わけではないことも、しっかり理解しておきましょう。

徘徊といった問題行動は、起こる人と起こらない人がいる、周辺症状の一つに過ぎないのです。

長寿大国・日本でおざなりにされている対策

日常的にできる本当にシンプルなことで、「老い」を迎える準備＝「老い仕度」はできます。

老後の資金や年金の計算は、健康なときからだれでも心配するのですが、「老い」によって起こる問題は、お金の問題だけではありません。

老いたときに、自分や家族が幸せに生きるために必要なことが「心の老い仕度」です。

２０１８年に、日本人の平均寿命は過去最高を更新しました。世界でも有数の長寿社会です。

それはとてもめでたいことのはずなのに、昨今、まるで「超高齢社会」が最大の社会問題であるかのようにマイナス面ばかりが強調されます。その原因の一つに、「老い仕度」が十分ではない人が多いことがあると思います。

なかでも、「心の老い仕度」が十分ではないから、むやみに「不安」がつのるのではないか、と感じます。

日本人の平均寿命は、戦後初めて統計が取られた初年度には、男性50・06歳、女性53・96歳でした（１９４７年）。

２０１８年７月に発表された数字では、男性81・09歳、女性87・26歳で過去最高です。日本人は、戦後70年あまりで30年以上も長生きするようになったのです。

大昔から考えると、まさに「二回分の人生」を謳歌できるようなもの。喜ばしいことですね。

けれども大切なのは、「ＱＯＬ＝クォリティ・オブ・ライフ（人生の質）」です。長生きをしても、健康に問題があると生きていることがつらいと感じてしまいます。だからこそ医療があるわけで、体の健康は、医療の力も借りて病気などを予防し、ケアし、異常を早期発見し、発症しても治していくことができます。

一方で、なかなか目が届かないのが「心の健康」です。心が健康に老いていかないと、自分も周囲も、楽しく豊かで幸せな生活を送ることがむずかしくなります。

そのために、「若々しく過ごしたい」と考えて、「アンチエイジング」を試みる方もたくさんいます。

お肌のケアをしたり、頭髪を黒く豊かに見せたりと容姿を若々しく保つことは、一つの「老化対策」です。容姿・外見だけでなく、体力や気持ちのあり方など、総合的に若さを保つのがアンチエイジングです。

老いと闘うか、それとも受け入れるべきか

私は、アンチエイジングも「心の若さ」を保つ対策として、一つの効果的な方法だと考えています。しかし、そこには限界があります。

数年前に、ある女性誌で女優の小泉今日子《こいずみきょうこ》さんが社会学者の上野千鶴子《うえのちづこ》さんと対談し、

上野さんが「アンチエイジングって言葉が大嫌い」と語って、小泉さんはそれに賛同していました。

そして、小泉さんは「私は『中年の星』でいいんじゃないかと思ってます」と発言し、ちょっと話題になりました（女性誌『GLOW』16年9月。宝島社）。

自分の現状に不相応なほどの無理を重ねて若さを演出するより、「年齢相応」の魅力を持てばいいということです。

ふだん高齢者に接している私は、老いに対して「闘う、抗《あらが》う派」と「老いを受け入れる派」の考え方が対立する必要はないと思っています。

人生のある時期までは、最先端の技術・方法を実践して「脳や血管」や「心や体力」を若々しく保つことで、老いと闘うことも可能でしょう。

平均寿命は80代半ばなのですから、予期せぬ病気がない限り、60代、70代まで若々しくいようと考えることは自然なことです。

そして、個人差はありますが、おおよその目安としては70代の終わりあたりで、ゆっくりと「老いを受け入れる」ことに移行すればいい。そういう発想でよいのではないかと思います。

起こる確率が高いのならば、やることは一つ

老いは必ずやってくるものですから、対策を考えます。

対策を考えるとき、あまりに過剰に恐れることなく、日々できることから備えて、対応することが大切です。なにしろ、動物の中で「予防と対策」をできるのは人間だけですから、知恵を絞りましょう。

あとから思えば、「予防と対策、しておけばよかった」ということが世の中、山ほどあります。昨今だけでも大地震と大津波、豪雨災害、感染症……ちょっと前には、弾道ミサイルに備えて避難訓練をしていました。

できる「予防と対策」はしておくに越したことはありません。起こる確率が高いものから優先して準備するのが合理的でしょう。

たとえば、災害の例を考えましょう。

大地震での津波が怖い、うちは南海トラフ地震で大津波に巻き込まれる地域のようだ、何か対策はあるのだろうかと考えたとき、個人としては何をすればいいでしょうか。不安がっているだけでは、有効な対策にはなりませんよね。

自治体などが海沿いに新たに高い堤防をつくったり、津波の際の避難場所、避難塔や高台の避難所をつくったりしています。

個人としては、もし大きな津波被害が想定されるところに住んでいるのであれば、最寄りの「有効な避難場所」への「避難経路」「避難にかかる時間と津波が到達するまでの時間」「緊急避難時に持っていくもの（非常持ち出し）」などをふだんから調べて、緊急時の行動を検討し、準備しておくことが大切です。

これは、津波被害の可能性がないところに住んでいても同様で、地震によって生活道路が寸断されたりするケースもあります。また、昨今増えている局地的な豪雨などで洪水が起こったりすれば、同じように避難対策が必要になります。

避難してからは、災害時には電話が通じなくなったりしますから、「災害用伝言ダイヤル（171）」の使い方を知っておくといいでしょう。もし、被災時にパソコンやスマートフォン（スマホ）が使える状況なら、「災害用伝言板」に登録しておくと、直接の通話ができなくても家族と伝言がやり取りできます。

また、上水道や電気、ガスなどのライフラインが寸断されることがありますから、どんな家庭でも、飲料水は家族みんなが1週間飲む分は保存しておくべきだといわれます。

このようにさまざまな対策を打っておくことで、いざというときに困らずにすむ確率が高くなります。

同じように、老化に対しても「予防と対策」を行って、日々実践しておけば、いざというときにあわてずにすむというものです。

「心の老い仕度」とは、いわば、「ライフライン確保」の対策なのです。

しかも、「老い」は、どんな天災より確実にやってくるのです。だれにでも例外なく起こるリスクが「老い」だともいえます。その「予防と対策」は改めて見直しておきたいものです。

認知症でも日常生活を普通に送れる人はたくさんいる

先に「認知症になったら多くの人が徘徊する」などの誤解があることをお話ししましたが、ほかにも認知症に対する誤解はまだまだあります。

その一つが、認知症になると「子ども返りする」という誤解です。しかし、認知症は、いわゆる「子ども返り」とは違います。

知的障害というと、知能が子どものような状態という通念がありますが、私たち精神科医は、知的障害を二つに分けています。

一つは、「精神発達遅滞」といいます。これは、いわゆる「知恵遅れ」と呼ばれる障害で、たとえば、成人になっても5歳までの知能しか得られなかった、という状態です。

一方、ある知能を獲得していたのに、そこから知能が落ちていくことを「痴呆《ちほう》」とか「認知症」という言葉で表します。英語でいうと「Dementia《ディメンティア》」です。

むかしは「痴呆」という言葉を使っていましたが、今は「認知症」という言葉を使うようになりました。

認知症の場合、「すべての知能が一様《いちよう》に落ちる」わけではないので、「痴呆」という表現は正確ではありません。「できる能力」が残されていることが多いのです。

たとえば、認知症を発症して計算はできなくなっているけれど、「英語をペラペラ話すことはできる」など、能力の落ち方が一様ではないのです。この残った能力を「残存機《ざんぞんき》能《のう》」といいます。

この残存機能があることが、子ども返りとはまったく違う点です。世の中のできごとに対する理解のしかたもそうだし、ものごとの判断のしかたも子どもの場合とは違っています。

日常生活では、軽症であればとくに生活に困るようなことがない、という段階の人もいます。仕事として漁師を続けられているとか、プロとして絵画を描き続けているといったケースもあります。

つまり、認知症を発症した人であっても、これらの残存機能をうまく使っていけば、それまでと変わらない生活ができることが多いということです。

ところが、周囲の人たち、家族などは「できなくなったこと」ばかりに注目する傾向があります。残存機能に着目して、できることを生かす、できることを中心として生活をするというスタンスが大切です。

そうした残存機能をフルに使うことを本人も家族も第一に考え、生活を組み立てれば、ケースにもよりますが、認知症の進行を遅らせることができるのです。

早く認知症が進む人、進行が１〜２年遅れる人

しかし、ふだんシャキシャキ歩いていた高齢者が、あるとき、何かの病気になって１カ月寝込んだりすると、病気そのものがよくなっても、以前よりボケた状態になったり、以前ほどしっかり歩けなくなったりします。

一方、若い頃には、かりにスキーで足の骨を折って1カ月寝込んだりしても、そのせいで歩けなくなることはありません。

若い頃と高齢になってからの「能力の違い」は、そういうところではっきり出てきます。歩かないでいると歩くのが目に見えて不得手になる、寝込んだ結果、ボケたようになってしまうといった、以前より明らかに能力が衰えるようなことが起こります。

医学用語でいうと、そういう状況になることを「廃用《はいよう》」といいます。「ある機能を病気やケガなどが原因で、一定期間使わなかったために機能が衰える」ということです。

デスクワークばかりの毎日で、日常的に運動をしていないと、以前は運動が得意だった人でも、いつの間にか足腰が衰えてしまいます。これも廃用の一例です。

体の機能を使わなかったときの衰え、「廃用」が、年を取るほど起こりやすくなるのです。

また、脳の中で変化が進んで、脳のある部分が同じくらい縮んだ人たちの状態を比較しても、「早く認知症の症状が出る人」と「認知症の症状がほとんど出ない人」がいるのも事実です。

その違いは、それまでの生活、仕事、人生において、「頭をよく使う人」だったか、「さほど頭を使うことがなかった人」だったかの差ではないかと思っています。

認知症になった場合でも、「日常的に頭をよく働かせている人」は、「中核症状」の中で記憶障害は進んだとしても、理解力・判断力の障害などの進行は遅くなると思われます。

先に紹介した、レーガン元米大統領やサッチャー元英首相の例を見て、「あれだけ責任ある立場にいて、頭を使う仕事をしていた人でも認知症になるのですね」と世の中の人は思うかもしれません。

しかし、私たちが医学的見地から検討すると、「あれほど頭を使う仕事をしていなければ、もっと早く認知症、アルツハイマー病が発症し、もっと進行していただろう」と考えるわけです。

もし2年間でも認知症が進行するのを遅らせることができれば、人生の中で認知症患者として過ごす期間を2年間減らすことができ、その分、人生の質（ＱＯＬ）を長く維持することができるのです。

「脳トレ」はあまり効果がない

ただし、「頭を使う」ということに関して、これまでの研究などでわかってきたことが一つあります。

それは、理解力・判断力などの障害が進むのを抑えるという点に関しては、どうも、いわゆる「脳トレ（脳のトレーニング）」はさほど効果がない、ということです。

効果がないというとショックを受ける人がたくさんいるかもしれませんが、いわれているほど「すごく効果がある」というものではないというのが事実のようです。

かりに認知症が生じている人でも、確かに「計算練習」をさせると、計算が速くなって、計算能力は向上していきます。脳の一部の働きに「脳トレ」が作用しているだろうということはいえるのです。

しかし、計算のトレーニングを重ねても、計算能力以外の「ほかの能力」にはほとんど効果がない、ということがわかってきたのです。

単純な作業のトレーニングでは、波及効果がないわけです。

「脳トレ」では「計算トレーニング」のほかに「かな拾いテスト」などもあります。

「かな拾いテスト」というのは、たとえば「お爺さんとお婆さんが仲良く暮らしていました」といった文章を、すべて「ひらがな」にして、その文章から「あ・い・う・え・お」の5文字を2分くらいの制限時間内に読み取って「〇」をつけ、その「〇」の数で得点をつけるというテストです。これも「かな」を拾う能力は上がるのですが、ほかの能力には波及しないのです。

脳の機能を全体として向上させたいのなら、確実にいえるのは、「脳トレ」に励むよりも、「仕事」とか「日常の作業」「人と話をする」であるとか、もっと多角的に脳のいろいろな部分を使うことをしたほうが効果的だということです。

つまり、繰り返しになりますが、レーガンさん、サッチャーさんのように、高度な頭脳の使い方をするのが、いちばん認知症の進行を遅らせるトレーニングになる、ということです。

さらに、ボケ始めた親に家族が強制的に「脳トレ」をやらせてみたところで、効果が薄いだけでなく、「嫌だ」という気分のほうが強く残ってしまうこともあります。

嫌々やらせても、場合によってはやったこと自体は忘れてしまって、「嫌なことをやらされた」というマイナスな気持ちだけが残る可能性があるのです。

そうなると、かえって問題行動が出てきてしまうことになりかねません。

なぜ都会に住んでいる人のほうが認知症の進行が早かったのか

この事実を私が最初に感じたのは、介護保険がまだ始まる以前の90年代頃でした。

茨城県のとある病院に依頼されて、月に2回、認知症の患者さんを診ていました。かなり田舎のほうでしたが、診るうちに、そこの認知症の患者さんたちは、症状があまり進まないな、と感じたのです。

一方で、同じ頃に東京都内の高級住宅地にある病院の認知症の患者さんも診ていて、そちらのほうは認知症がどんどん進んでいくのです。

この違いは何だろう、と二者の条件の違いを比較しながら観察しました。そうすると、茨城のほうは、ボケてきて、徘徊とまではいかなくても、近所で道に迷っている場合でも、近所の人が患者さんを見かけて、ああ、迷子になっているなと思うと、患者さんをその人の自宅まで連れて帰ってくれていたのです。

それに加えて、茨城の患者さんは、農業や漁業をずっとやっていて、ボケが始まっていても、それなりに仕事を続けている人が多いこともわかりました。

それに対して、東京都内の認知症の患者さんの場合は違いました。当時はまだ、認知症の人がいたら近所に知られたくないという風潮だったため、患者さんを家に閉じ込めて、外に出さないようにしていることが多かったのです。

前にもお話ししたように、いちばんよくないのは、ボケたからといって家に閉じ込めてしまうことです。それが結果的に認知症を進めてしまうのです。

多少ボケてきても、本人が危なくない範囲で「まあ、やらせておきましょう」と、それまでの生活、仕事などを続けさせているのがいいということです。

ガスコンロなどの火を使うと危なっかしいと心配するのであれば、あやまってつけっぱなしにすると自動的に消火するコンロにする、ガスではなくＩＨにするなど、まずは家族で工夫をすることが大切です。

高齢者から車の免許証を取り上げるべきか否か

私は、高齢者に「自主的に運転免許を返納しましょう」という、最近マスコミでもよく取り上げられている主張には疑問を持っています。

高齢者であっても、自分の現状を自覚して運転していれば、とくに事故の危険性が激増するわけではないと考えています。実際、75歳以上の高齢者より16～24歳の若者のほうが事故は多いのです。それより、免許を返納して外出しなくなることで、認知症を発症したり、進行させてしまうことを恐れます。

高齢者の事故で、よく「ブレーキとアクセルを踏み間違えた」ことが原因とされます。

けれども、「ブレーキとアクセルを踏み間違える」というのは、認知機能の問題というよりも、運転技術の問題であったり、何かのきっかけで「パニック状態」に陥ってしまったことが原因と考えられます。いったんパニックになったら、若い人でも同じようなことが起こり得ます。

現在、運転免許の更新日が75歳以上となるドライバーには、認知機能検査が行われています。ただし、この検査は「日常生活での認知機能」を検査するもので、「運転技術」の検査にはなっていません。

実際、2018年に交通死亡事故を起こした75歳以上のドライバーの半数以上の50・7%が「認知機能低下の恐れなし」、さらに「認知機能低下の恐れあり」ではあるけれど、「専門医の診断までは必要ない人」が44・4%で、結局、事故を起こした人の約95%は「検査の結果、認知症ではない人」だったのです（2019年3月、警察庁発表による）。

自動車の運転には、認知機能の低下だけに着目するのではなく、「運転技術」そのものをチェックする必要があるのではないでしょうか。

もう一つの問題は、このところ「自転車の事故」が急激に増えていることです。

自動車の運転免許を返上してしまったら、やむを得ず高齢者が自転車に乗ったりしています。その傾向もあって、自転車事故が増えているようです。

高齢者が自転車で転んで、ひどい骨折でもしたら、その後、それまでのように歩くことが困難になり、最悪の場合、寝たきりとなってしまうリスクが大きいのです。

自動車運転免許の問題より、そちらのほうが大問題だと思うのです。

公共交通機関があまり整っていない地方では、自動車免許がないと日々の買い物にも不自由します。ついつい買いだめして、缶詰やインスタント食品に偏りがちです。地方ではとくに、免許がないということは、「食」をはじめ、生活の質に直接響くのです。

どうも「都会の論理」で運転免許の返納を促進しようとしているのではないか、と私は勘ぐってしまいます。地方で生活している高齢者の生活事情をよく理解していたら、「高齢者は一律に返納しましょう」という発想は出てこないのではないかと思うのです。

自動車の「自動運転」は、かなり近い将来、現実化しそうな流れです。そうなれば、高齢者もより安全に走行できるようになるでしょう。なにしろハンドルもブレーキも運転者が操作する必要がなくなるのですから。

しかし、自動で動くとはいえ、免許を所持していることがその車のドライバーである条件となるでしょうから、その日のために、車が必要な高齢者は免許を所持しておいたほうがいいようにも思います。

認知症は「人に迷惑をかける」の大誤解

認知症において、多くの人が心配しているのが、「認知症になると人に迷惑をかける」という点です。これは「認知症になると、すぐに何もできなくなる」という誤解に起因しているのでしょう。

序章でもお話ししましたが、「認知症はゆっくり進む」ということが、ほとんど知られていないのです。

そして、現代の医学では残念ながら「治る」ということはありませんが、本人と周囲の対応によって「進行を遅らせられる」ということもあまり理解されていません。

認知症＝人に多大な迷惑かける、というものではないのです。

また、認知症における「多少の迷惑」は、実は「お互いさま」だととらえることもできます。だれもが、いつかは同じように人のお世話になるのです。過去に人のお世話をしてきた「お返し」だとも考えられます。

元をたどれば、生まれたばかりの赤ちゃんは、保護者が世話をしなければ健康に育たないわけで、おそらくだれでも、だれかの世話になるとともに、だれかの面倒を見てきたはずです。

日本人は「人様に迷惑をかけないようにしなさい」としつけられる傾向がありますが、アメリカ人はその逆で「自分がしてほしいことを人にしてあげなさい」と教わるといいます。

インドでは「だれでも人に迷惑をかけて生きているのだから、自分も人に対して寛大になりなさい」といったしつけ方をされるようです。

なにごとも考え方次第で同じ状況でも受け止め方が変わってくる、ということです。

それは「神様の贈り物」……？

自分の老後の生活を想像して悲観的に考える人がよくいますが、実際に施設などで高齢の方を見ていると、認知症が進むとどんどん明るくなる人がけっこういます。ニコニコと楽しそうで、「この人は、今、幸せなんだな」と思います。

そういうとき、人間の幸せというのは、本当に「主観的」なものだと感じます。老後はお金がたくさんあればそのほうが幸せだろう、などと思いがちですが、財産、資産があると、相続などでいろいろと子どもたちがもめてしまう例も見かけます。

極端な話、もし「100億円の資産」があったらその人は幸せかというと、逆に、いつもだれかに襲われやしないかとか、親切にしてくれる人は金目当てじゃないかなどと、心が休まりません。心豊かに過ごせなければ、けっして幸せとはいえないでしょう。

ものごとをマイナスに受け止めると、傍《はた》から見てどんなに恵まれた環境にある人に見えても、本人にとっては幸せではないわけです。本人が「自分は不幸だ」と思っている人は、どんなに幸せなことが起こっていても、それに気づかなかったりします。

逆に、何ごともプラスに受け止められる人は、多少困ったことが起こっても、けっして「自分は不幸だ」とは考えず、「まあ、これまでも何とかなってきたから、これも何とかなるだろう」と幸せ寄りの発想に持っていくことができます。

多くの高齢者を見てきて、自分の老後の生活は、と想像すると、「自分が幸せだと思えれば、それはそれでいいのではないか」と思うようになりました。

たとえば、統合失調症《とうごうしっちょうしょう》の人で、なかには「あの人に殺される」という強い被害妄想を持っている人がいます。「殺される前に、あの人を殺さなければ」という妄想から、実際に事件になることもあるわけです。

ところが、同じ妄想でも、「自分は天才だ」「すごい血統の出身なのだ」と思い込んでいて、実際にそれで幸福感を覚えている人もいます。そういう人は、人に害を与えるようなことがない限り、あえて薬を使って治療する必要はないのではないだろうか、と思うようになりました。

本人がそれで幸せなのですから、そのままでいいのではないか、ということです。

「認知症は、神様がくださった贈り物だ」という人もいます。嫌なことが忘れられて、最後にはニコニコしながらこの世を去れる、という理由からです。

かつて、「きんさん、ぎんさん」という１００歳超の双子姉妹がマスコミに取り上げられてコマーシャルにも出演し、人気者になったことがありました。「出演料を何に使いますか」とインタビューで聞かれた二人は、「老後の蓄えにします」と答えた話は有名です。

実は、マスコミに紹介される前には、姉のきんさんはすでに初期の認知症だったといいます。一説には「1から10まで数えられなかった」という話もあるので、もしそうであれば、初期ではなく、もっと進んでいたかもしれません。

ところが、全国的に話題になり、たくさん取材を受けるうちに、認知症の症状がかなり改善されたといいます。テレビドラマに出演した際にはセリフもしっかり覚えたというから、相当よくなったのではないでしょうか。

多くの人の前に出るという刺激に加えて、全国各地を訪れるために始めた下半身のトレーニングが改善効果をもたらしたとも伝えられます。

なにしろ、本人が「幸せ」と感じて、周囲も明るく、楽しくなるのであれば、家族が面倒を見ていても、それを迷惑とはとらえないでしょう。

高齢者の施設に入って明るくなった人がいるという話をしましたが、それはホームなどでは「好きにさせてくれる」ことが理由かもしれません。自宅などで家族と一緒だと、「何かと叱られる」ことが多く、ホームでそれから解放されて表情が明るくなることもあるようなのです。

第2章

何より大切なのは、うつを見逃さないこと

◇ボケと間違われやすい老人性うつ病の真実

うつがよくなれば、認知症の症状も改善する⁉

うつ病がなぜ起こるのかについては、正確にはまだ解明されていません。ただ、その有力な説として「セロトニン仮説」があります。

脳の神経細胞のつなぎ目で、神経伝達物質の一つであるセロトニンが情報伝達をすることで脳が正常に機能するのですが、そのセロトニンが不足することで、うつ病の症状が起こる、とするのが「セロトニン仮説」です。

セロトニンは、脳内で気分や生体リズムに関連している神経伝達物質で、感情調整などの働きをしています。つまり、セロトニンが不足すると、気分が沈んだり、感情をうまく調整できなくなる、と考えられているのです。

セロトニンは、ほかに「痛みの感受性」とも関わっていて、セロトニンが不足するといろいろな痛みに過敏になります。

年齢とともにセロトニンの分泌は減ってくるので、高齢になるほど、うつ病にかかる確率も高くなるし、体や腰などの痛みを訴える人も増えるのです。

ところで、精神疾患には次のような分類があります。

１．外因性精神病（障害）

脳や体の病気・病変によって起こる精神疾患。脳腫瘍《しゅよう》、脳梗塞《こうそく》、アルツハイマー病、バセドウ病、膠原病《こうげんびょう》、梅毒などの感染症などを原因とする精神疾患。代表的なものとしては、認知症など。

２．心因性精神病（障害）

なんらかの精神的なストレスや不安感、外的な刺激によって起こる精神疾患。代表的なものとしては、強迫神経症、不安神経症、抑うつ神経症、ＰＴＳＤ（心的外傷後ストレス障害）など。

３．内因性精神病（障害）

１のような脳の実質的変化・病変や目立った心因が認められずに起こっている精神疾患。代表的なものとしては、うつ病、統合失調症など。

この分類からもわかるように、うつ病は家族や配偶者、ペットが死んだなどのなんらかの精神的ストレスで発症すると思われがちですが、直接のきっかけが思い当たらないケースでも起こります。

また、外因性精神病に分類される認知症の人が「うつ病」を併発することもよくあります。

ただし、うつ病には、ある程度確立された治療法があるので、認知症と同時に発症した人でも、効果的な治療をすることができます。というより、効果的に治療できた場合、うつ病も認知症も「改善した」と思えるレベルにまで回復させることができるのです。

どういうことかというと、認知症とうつ病を併発している人に、うつ病の薬を出したら、その薬の効果で元気になって、外出してバスに乗るようになったり、カラオケに行けるようになるなど、行動的になる人がいます。うつ病の治療の結果、活動的になったためです。

その様子を見て、家族から「先生、すごいですね。認知症を治すことができるんですね」といわれることがありますが、私は正直に、「さすがに、認知症は治すことはできませんよ。『認知症に伴う、うつ病の部分的な症状がよくなった』ので、認知症そのものも改善したように見えるのですよ」と答えています。

認知症の人に「うつ病」の薬を出したら、「以前より記憶力がよくなった」というケースでも同じです。これは認知症がよくなったのではなく、うつ病の症状が改善して、意欲や集中力が戻ってきたために、記憶力もよくなったと周囲や本人が感じることによるものです。

認知症は進行性の病気なので、治るわけではありません。ただ、進行がゆっくりになった感じがする、または、2年前くらいの状態に戻った感じがするということは、十分あり得ることなのです。

同じように、認知症に伴って起きることがある周辺症状のうち、「不安・焦燥」「妄想」「幻覚」なども、患者さんによりますが、薬を用いることや、周囲が適切に対応することで、かなり症状が治まることがあります。

ほかのうつ病とは違う、老人性うつ病の特徴

高齢で発症するうつ病は、精神的なストレスというより、内因性精神病として起こることが多いようです。やはり、年とともに神経伝達物質がある一定レベルより少なくなるために、そうすると本人の自覚や原因なしに発症することがあるのです。

ある時期から「記憶力が悪くなった、これまではよく買い物をしたり、外出もしていたのにしなくなった、化粧もしなくなった、着替えさえしなくなった」というと、家族はまず認知症を疑います。

ところが、これが高齢者のうつ病の症状だったということがよくあります。高齢だと「もの忘れ」は当然増えます。すると、認知症と思われがちですが、うつ病によることが往々にしてあるわけです。

うつ病で記憶力が落ちる場合、新しくいわれたことなどを覚えていないので、これも認知症と非常に似ています。

統計上は、70代半ばまでは認知症よりうつ病のほうが多いのです。だれかにいわれたことを覚えていない、という症状をよく聞きますが、それは、その年代であれば認知症であるより、うつ病によって注意力・集中力が落ちていることが多いというわけです。

いわば、何かほかのことに気を取られているかのように「気もそぞろ」という状態で、ボケたように見えるのです。

高齢者のうつ病は一般的なうつ病とは症状が違います。それでも、うつ病になると「ものぐさ」になるという症状はよく出ますから、着替えをしない、外出をしない、風呂にも入らなくなるといった、はっきりとした変化が出るのです。

それと、何度もお話しするように、「ある日、ある時期、突然、認知症になる」ということはありません。アルツハイマー型認知症の場合もレビー小体型《しょうたいがた》認知症の場合も、ある日突然、ということはないのです。

逆にいうと、急に起こった場合は、うつ病のことが多く、「うつ病ならよくなる可能性がある」ということを意味します。

自分も家族も、いつかは老いてボケたり、認知症になったり、人によっては、うつ病になったりします。予防と対策を今のうちから考えたほうがいいのです。

認知症になることを心配する人が多いのですが、50代で認知症になる確率は、1万人に8人で0・08%、60代でも2%弱でしかありません。一方、うつ病は高齢者の5%と推定されています。

60代までは、認知症になっている確率より、うつ病になっている確率のほうがはるかに高いのです。このことを知っていて「予防と対策」を考えるのと、そうでないのとでは、いざというときの対処、対応がまったく違ってきます。

こういう症状があったら要注意

第1章でお話ししたボケ、認知症と、この章でお話しするうつ病には、大きな違いがあります。

それは、繰り返しお話しするように、「うつ病はよくなる」ということ。

そして、認知症とうつ病が並行して起こることがある、ということにも注意が必要です。

そこで左ページの「簡易自己チェック」をやってみましょう。

□に、いくつのチェックがついたでしょうか。

うつ病のもっとも顕著な特徴は、「憂うつな気分がずっと続くこと」と、「興味や喜びを感じない状態がずっと続くこと」です。この2つの状態が、同時に起こることもあります。

この簡易チェックでは、最初の2つがその項目に当たります。「憂うつな気分が続く」「何をやっても楽しくない」という2つの項目のどちらか、または両方ともチェックした人で、その状態が2週間以上続いているのであれば、うつ病、または、うつ病に非常に近い状態の可能性が高いといえるでしょう。

しかし、高齢者の場合、これが当てはまるとは限りません。むしろ熟睡できないとか、食欲が落ちる、疲れやすいなどの症状が目立つのですが、「年のせい」で片づけられるこ

（図表6）うつ病の簡易自己チェック法

□にチェックを入れてください

□憂うつな気分が続く
□何をやっても楽しくない
□疲れやすい
□気力がない
□熟睡できない
□イライラが続く
□必要以上に自分を責める
□自分は「価値のない人間」だと思う

８つのうち２つ以上当てはまった人で、その状態が２週間以上続いているのであれば、うつ病、またはうつ病に近い状態になっている可能性がある

出典：『うつ病は軽症のうちに治す！』和田秀樹著／PHP研究所

とが多いのです。

死別による悲しみ＝うつ病ではない

離別は、常に悲しいものです。

親子、夫婦、兄弟姉妹が亡くなって、抑《よく》うつ的な気持ちになり、何週間も、場合によっては何カ月も悲しみが癒えないこともあります。

「死別反応」とも呼ばれる、このうつ状態は、うつ病とは区別されています。

大切な人を失ってから2カ月くらい抑うつ気分が元に戻らなくても、それは必ずしも病気ではないとされます。

しかし、現在では、２カ月を過ぎても癒えることなく、社会機能を失ってし

まうような場合には、うつ病と診断されることがあります。

たとえば、夫を亡くした、奥さんを亡くしたというショックで、会社にも行けないし、家事もまったく手につかなくなったというケースでは、うつ病が疑われます。

亡くなった人のあとを追って自殺したいという気持ちになってしまう人も、うつ病と診断される可能性があります。

薬だけじゃない！ さまざまな対処法を知っておこう

うつ病には、実にさまざまなアプローチの治療法があります。

基本的に脳の病気ですが、生物学的に脳の状態を改善するだけではなく、うつ病によって失われることがある社会的な機能や職業機能の回復を目指す方法も、さまざまあります。

それがカウンセリングによる治療法で、今もっとも注目されているのが「認知療法」「認知行動療法」と呼ばれる方法です。

うつ病では「悲観的」にものごとを見るようになるのですが、それをカウンセリングなどさまざまな手法で、少しずつ「ほかの可能性がある」ことをわからせる方法があるのです。

悲観的な人を楽観的に変えるのは困難でも、悲観的にしかものごとを受け止められない人を「ほかの可能性がある」「その状況でもなんとかなっている」とわからせていくことは可能でしょう。一つだけの見方ではなく、別の見方ができるようにするのです。

ものの見方を変える、ということがとても重要で、これは治療であると同時に、「予防と対策」にもなります。ものごとをマイナスにとらえることで、うつ的な症状につながりがちですが、本人や周囲が、ほかの可能性を考える習慣をつけることで、症状を悪化させない対策を取ることができます。

うつ病の治療法にはそのほかにも、「抗《こう》うつ薬」による薬物療法をはじめとして、さまざまな方法があります。それぞれに特徴があり、一長一短で、さらに患者さん一人ひとりにマッチするか、副作用はないか、治療効果が表れるかどうか、まさに千差万別です。以下、代表的なものを解説していきましょう。

・薬物療法

うつ病治療の基本となっています。抗うつ薬は6~7割の患者さんに効果があると考えられています。私の印象では、高齢者はもっと高い確率のようです。

１９５０年代に抗うつ薬が使われるようになるまではうつ病に効くよい薬はないと思われていましたが、それ以降、いくつもの抗うつ薬が発売されました。

初期の抗うつ薬は、「モノアミン酸化酵素阻害薬《さんかこうそそがいやく》（Monoamine oxidase inhibitor＝ＭＡＯＩ）」や、「イミプラミン（商品名：トフラニール、イミドール）」などの「三環系《さんかんけい》抗うつ薬（Tricyclic Antidepressants＝ＴＣＡ）」というタイプで、「第一世代」といわれました。これらの薬の登場が、うつ病治療においてかなり画期的でした。

三環系とは、少々専門的ですが「化学構造中にベンゼン環《かん》を両端に含む環状構造が３つある三環式化合物」という共通の特徴を持つ化学物質の仲間、ということです。

初期の抗うつ薬は、うつ病の治療を目的として開発されたものではありませんでした。もともと、別の病気の治療に使われていたものです。

たとえば、結核の患者さんが結核の治療薬を飲んだために起こった副作用として、興奮が生じたり、うつ状態が改善されたりという現象が見られ、その薬に含まれる成分がうつ病にも効くのではないかという着想で、うつ病治療に使用されるようになりました。偶然の産物ということです。

抗うつ薬は、脳内で不足した神経伝達物質を増やして、脳の情報伝達をよくすることでうつ状態を回復させる、というメカニズムで効果を発揮するのだ、というふうにのちに考えられるようになりました。

ただ、「第一世代」の「三環系抗うつ薬」は、間違って大量に飲む（過剰摂取する）と死に至る危険性さえあります。「眠気が出る」という副作用もありました。高齢者の場合は、ひどい便秘が生じたり、緑内障《りょくないしょう》がある場合には眼圧が上がるなどの危険があるので、三環系抗うつ薬はかなり慎重に投与する必要がありました。

そのため、この副作用の問題を解決しようと、改良型のさまざまな抗うつ薬がつくられました（第二世代）。しかし、残念ながら高齢者には副作用は残りました。

抗うつ薬は、一般的に副作用が強いという指摘があります。また、効果が出ない人もいるので、そういう場合に薬が過剰に増量されたりする問題、多剤併用の問題などがあります。そのような弊害をなるべくなくそうとさらに薬の開発が進められました。

そしてできた「第三世代」の薬では、ＳＳＲＩ、ＳＮＲＩというカテゴリーの抗うつ薬がよく知られています。これらは旧来型の抗うつ剤と同じく、飲み始めて2週間後くらいから効果が出ます。

ＳＳＲＩとは、「Selective Serotonin Reuptake Inhibitors ＝選択的セロトニン再取り込

み阻害薬」のことです。初期に登場した「モノアミン酸化酵素阻害薬」などは脳内のモノアミンを増やす薬です。

モノアミンというのは、アミンという構造を1つ持つ神経伝達物質のことで、セロトニン以外にドーパミン、ノルアドレナリンなどがあります。

効果のメカニズムが不明だった当初は、この3つの神経伝達物質のどれかが脳に効果があるのではないか、と推定されました。これらの神経伝達物質が不足するためにうつ病が起こり、それを増量すれば回復効果があるのだろう、と考えられたのです。

当時、この治療効果は「モノアミン仮説」とも呼ばれていました。結果として、うつ病に効くから、神経伝達物質のどれかの不足によって起こるのであろうというところまでわかったのです。そしてついにシナプス内のセロトニンだけを増やす効果が高いのに、副作用が少ないとされる薬が開発されるのです。それがSSRIです。

ただし、SSRIは効果が高いとされますが、大きな問題も生じました。最大のリスクは、自殺衝動に駆られたり、他者への攻撃性が強まったりするという面があることです。

1999年4月にアメリカのコロラド州で起きた「コロンバイン高校銃乱射事件」があります。同高校の生徒2人が、12人の生徒と1人の教師を射殺し、犯人両名は自殺したという悲惨な事件です。

この犯人の一人が、遺体検視で抗うつ薬の常用者だったことがわかり、「異常な攻撃性の要因の一つが抗うつ薬ではないか」という指摘があったのです。実際、日本でも附属池田小事件や秋葉原通り魔事件の犯人がＳＳＲＩを服用していたことがわかっています。

米ＦＤＡ（食品医薬品局）の抗うつ薬試験での自殺（自殺企図）件数では、服用者のほうが自殺確率が高いというデータが出されています。

２００４年に、ＦＤＡは「抗うつ薬によって悪化する事例」という勧告を出し、さまざまな問題症状が発生する中に「他者への攻撃性」「自殺企図」が含まれるとしています。アメリカ、イギリスなどでは、この結果、ＳＳＲＩに対する「注意喚起」がなされるようになりました。日本でも若い人には「なるべく使わないように」というガイドラインが出されています。

その後、抗うつ薬・ＳＮＲＩが開発されました。

ＳＮＲＩは、「Serotonin & Norepinephrine Reuptake Inhibitors＝セロトニン・ノルアドレナリン再取り込み阻害薬」で、この薬はセロトニンとノルアドレナリンの両方を選択的に増やします。

いずれにしても、抗うつ薬には一長一短があり、新しい世代のSNRIがいちばんいい、というわけではなく、患者さん個々で効き方が違います。

私が留学していた1990年代前半のアメリカでは、治療ではSSRIをよく使っていましたが、その後の治験で日本ではSSRIで吐き気の副作用が出るとの報告がありました。吐き気がひどいと食欲が減退して、SSRIを与えてもセロトニンの材料であるトリプトファンが不足したり、精神的にも肉体的にもつらい状態に陥りかねません。

ところが、アメリカ人はSSRIで吐き気が出るということはほとんどないようで、人種、体質などによっても作用が異なるようです。

私は、症状によっていろいろな薬を使い分けています。SSRIやSNRIはあまり効かないけれども、三環系抗うつ薬がよく効く人もいます。

抗うつ薬は、前述のように飲み始めてから効果が出るまでに2週間くらいかかるので、通常、最初は少量の処方で、副作用を見ながら、徐々に量を増やすなどします。

効き目が表れ出して、症状が軽減されても、急に抗うつ薬を止めるとリスクがあるので、症状が軽減してからもしばらく投与を続けて、だんだん投与を終わらせていきます。

患者さんが、自分で「ああ、よくなった」と薬の服用を勝手に中止するのは、リスクがあることを知っておきましょう。一般的に高齢者の場合、若い人より抗うつ薬が有効なことが多いのですが、やめるとまたセロトニン不足が起こって、うつになることが多いというのが私の臨床経験です。

・ECT（電気けいれん療法）

脳に通電して、うつ病を改善します。むかしは電気ショックといわれましたが、今は筋《きん》弛《し》緩《かん》薬《やく》を使ってけいれんが起こらないようにして行うことが普通となっています。

自殺企図（自殺念慮）などがある、比較的に重い症状のときに即効性が期待されています。また、抗うつ薬を口から飲めない人などにも使用します。

通常、全身麻酔を行うので、入院する必要があります。全身麻酔にはリスクが伴い、記憶障害などの副作用が起こることもあると報告されています。

・TMS（経《けい》頭《とう》蓋《がい》磁《じ》気《き》刺《し》激《げき》）

脳を磁気で刺激する、新しい治療法です。

抗うつ薬が効きにくい人がおもな対象で、３分の１から４割くらいの人に効果があるとされています。

ＥＣＴ（電気けいれん療法）ほど有効例のデータが多くないのですが、有害事象が比較的少なく、安全性が高いとされています。

保険適用ではない自由診療です。そのため効かなかった際の損失が大きいというデメリットはあります。ただ、通院治療が可能なので仕事を続けられるメリットはあります。

・認知療法、認知行動療法

認知を変えることで気分を変えるという考え方にもとづくカウンセリング技法で、欧米ではかなり広がってきて、日本でも次第に効果が認められてきています。

軽症うつ病の場合は、抗うつ薬による治療より、カウンセリングによる治療を行うべき、という考え方が広まっています。

健康な人が予防のために用いることもできます。まだ治療者が少ないのが現状です。

この認知療法・認知行動療法については、第４章で詳しくご紹介します。

・支持的カウンセリング

患者さんの訴えを「支持的に傾聴《けいちょう》」し、その人の苦悩に共感することを第一歩とする治療法です。

たとえば、人間関係で苦悩があり、軽症うつ病になったような場合、治療者と心が通じ合う関係をつくることで改善が見られるケースがあります。

うつ病の原因、状況によっては、薬物療法、認知療法による治療の前の一つのステップとして考えられる治療法でもあります。

・心理教育

うつ病についての理解を深めてもらうための、治療法の説明、改善までのプロセスなどを伝える教育です。患者さんの家族に対して行うこともあります。

たとえば、「自分は心が弱い、ダメな人間だ」といった発想の人に、うつ病が病気だということを説明し、治療に積極的に関わることを伝えます。

患者さんには、なかなか相談できない苦悩があるときには、だれかの助けが重要だということなども伝えます。

・環境調整

働き過ぎなどの「外的要因」が大きく影響してうつ病になった場合には、薬物だけでは改善しないことがあります。

仕事の環境、人間関係など、原因となっている環境要素を取り除くことが治療となる場合、それらを調整する方法です。

・生活調整

うつ病を発症すると、不眠症状や日内変動が起こることで、人と生活リズムがずれてしまう場合があります。

たとえば、不眠は睡眠導入剤などで解消できるとは限らないため、別の眠りを深くする薬や食事、適度な運動などを含めて生活のリズムを整えて改善していく方法です。

・光療法

季節の変化が原因となって起こる冬季うつ病の治療に、高照度《こうしょうど》光療法が用いられることがあります。

強い光を浴びることで、うつ病が改善されます。光を浴びることで睡眠と関係が深い脳内のホルモン・メラトニンの分泌を促すとされ、北欧などではかなり有効な治療法とされています。

健康な人にとっても、明るい昼間に外出をして太陽の光を浴びることが、体の働きにとって重要です。

・運動療法

適度な運動は、これも健康な人にとっても重要です。日常的に適度な運動を行うことが、うつ状態を抑止する効果があると考えられています。

うつ病の患者さんに、どのくらいの量と回数の運動が、どのような影響をおよぼすかは、個人差、環境の違い、状況によって異なりますが、抑うつ気分のときには、運動をするように心掛けることが心身によい影響を与えます。

・食事

食事の内容、時間、回数などを整えることは、うつ病の治療としても、健康な人にとっても体調を整える基本となります。

朝昼晩にバランスのよい食事を「楽しく」取ることが、生活リズムを調整する一助ともなります。また、セロトニンの材料であるたんぱく質やその働きを強めるコレステロールを摂るのが望ましいとされています。

・療養

うつ病治療のための療養には2種類あります。

「ゆっくり休息を取る療養」と「適度に外出しながら行う療養」です。

働き過ぎが原因でうつ病になった人は「ゆっくり休息」が効果的で、軽症うつ病で日常の活動に戻ろうとする場合には、屋内で安静にしている療養より、「外出して適度に運動をする療養」を行うほうが回復につながることがあります。

高齢うつは認知症を招きやすい

アルツハイマー型認知症にかかりやすくなる要因として、昨今よくいわれるリスクに、生活習慣、遺伝子型、高血圧、糖尿病、うつ病などが挙げられています。ただし、私の勤務していた浴風会病院では、糖尿病の人は認知症になりにくいとされていました。積極的に治療をするようになってから糖尿病の人の認知症発症が増えたので、治療によって低血糖になったことが原因かもしれません。

また、その病院には老人ホームが併設されていました。そこには精神科の病気を抱えている高齢者もいたので、さまざまなケースを見てきました。

私が実感したのは、若い頃にうつ病だった高齢者は、認知症になりやすい、ということです。反対に、若い頃に統合失調症だった人は、認知症にはなりにくいという傾向も見られました。

その理由は、脳内の神経伝達物質のバランスにあるのではないかと考えています。うつ病は、脳内でつくられるセロトニンやノルアドレナリンが不足して起こると考えられています。一方で、統合失調症は脳内のドーパミンが過剰になって起こるとされているのです。

神経伝達物質が不足する病気にかかったことがある人は認知症になりやすく、逆に、余剰していると認知症にはなりにくいのかもしれません。つまり、脳の刺激が少ない人は認知症になりやすく、多い人はなりにくいということです。

中高年のうつ病では、長い期間、適切な治療などが行われず、放置されていると、うつ病の症状が進んで、伝達物質の不足による脳の機能的変化だけではなく、器質的な変化が起こると考えられています。

したがって、中高年や高齢者のうつ病もけっして放置せず、抗うつ薬を投与するなど適切な治療を行って、きちんと早めに対処することが大切です。それが、ひいては認知症予防にもなるのです。

アルコールはうつを悪化させる

うつ病の患者が陥りやすい悪循環の一つに、「アルコール」の問題があります。

うつ病の抑うつ気分や不眠をまぎらわすために、アルコールに頼ってしまう人が多いのですが、大きな問題があります。

まず、アルコールには脳内のセロトニンを枯渇させる作用がある、と考えられています。セロトニンが減少すれば、うつ病の症状はより悪化します。

健康な人が多人数でワイワイとアルコールを飲みながら明るく楽しむことは、うつ病対策としては予防的効果も期待できるのですが、うつ病になった人に周囲の人が「元気を出しなさい」という善意のつもりでアルコールに誘うと、これはうつ病にはよくないわけです。

　アルコールに依存するクセがつくと、うつ病の人が一人で抑うつ気分をごまかすために飲んでしまい、酒量がどんどん増えていくので最悪の悪循環となります。

　さらに悪循環が進行すると、うつ病の症状としての「自殺企図」に至ってしまって、実際に酔って自殺してしまうケースがあるのです。

　高齢者の自殺の多くが、アルコールを飲んで決行しているとも見られています。

　このこともあって、高齢者のうつ病はけっして放置してはいけないのです。

　このうつ病による絶望感から自殺する、という悪循環を断ち切った意外なエピソードがあります。

　あるうつ病の患者が、自殺したい、今日こそ自殺を実行しよう、と考えたときに、もうほかの考えがまったく浮かばなくなるような状況で、ふと「最後に一服しよう」とタバコを吸ったそうです。

　すると、その「最後の一服」で、自殺したいという気分が収まったというのです。どうやらタバコの一服は、その人にとっては「鎮静作用」が働いたようです。

医者は、高齢者にはタバコはやめるようにと指導することが多いのですが、私はそういう鎮静作用の「意外な効用」も考えると、患者さんに一概にタバコを禁止するのは「よしあし」だなと思っています。

うつ病の3大予防法

うつ病は、さまざまな治療法があることを見てきました。

とはいっても、ならないに越したことはありません。うつ病になってしまうと、抑うつ気分になって、貴重な人生の一時期を無駄にしかねません。

うつ病は突然、発症することが多いですし、本人が気づく前に深刻な症状になっていることもありますから、予防が大切です。

うつ病を予防する方法には、3つの方法をお勧めしています。これらは認知療法、薬物療法、光療法などのうつ病の治療法から応用した、シンプルな方法です。

1. 考え方のパターンを変える（思考を変える）
2. 食事のバランスを考える（食生活を変える）

3．外出して光に当たる（太陽光を浴びる）

1．考え方のパターンを変える

だれにでも、思考のパターンというものがあります。

後の第4章で、いろいろな不適応思考を挙げています。

ようするに、うつ病の人が陥りがちな、「悪循環を生む考え方のパターン」です。

よくあるのが「成功か失敗か」の「2項対立」でのものの考え方だと、「失敗したら、すべてが終わり」という結論にたどり着きやすいものです。

ここで、「失敗したら、またチャレンジすればいい」と考える思考パターンができれば、何ごとも楽になります。

また、「失敗してもいい」という考えだと、「何でもやってみよう」という姿勢になります。そこから積極性が生まれます。「ダメでもともと、やってみなければ何ごともわからない」と気楽になり、しかも積極的になれば、うつ病にはなりにくいでしょう。

とはいっても、「思考のパターンを変える」ということは、高校生や大学生ならいざ知らず、50～70代のおとなが、おいそれとできるものではありません。

でも、だからこそ、「思考パターンを変える」。そんなチャレンジを楽しんでみてほしいと思います。詳しくは第4章で紹介します。

2. 食事のバランスを考える

そもそも、なぜ人はうつ病になるのかという研究では、今のところ脳内のセロトニンという神経伝達物質が年齢とともに、または環境、状況によって不足するから起こるのだろう、という説が有力です。

つまり、「不足している物質をたっぷり与えれば、うつ病になりにくい」可能性が高いのです。

セロトニンは、前述したように、トリプトファンという物質からつくられます。

トリプトファンはアミノ酸の一種で、人に必要とされる「必須アミノ酸」9種類のうちの一つです。

このトリプトファンが含まれた食品をたっぷりバランスよく摂っていれば、セロトニンは不足せず、うつ病にもなりにくいと考えられます。

トリプトファンは、肉類をはじめとして、納豆などの大豆製品、チーズなどの乳製品、牛乳などにたくさん含まれています。

肉を毎食食べるというわけにはいかないかもしれませんが、大豆製品は比較的安価で身近です。大豆製品には、納豆以外にも、豆腐、みそ、きな粉、煮豆、油揚げ、おからなどいろいろあるので、好みのものがあるのではないでしょうか。

トリプトファンは、セロトニンのほかに脳内で分泌され、睡眠に関係しているホルモン・メラトニンの原料でもあります。トリプトファンをたくさん摂ることは、良質な睡眠にもつながります。

健康診断などで「コレステロール値が高いですね」といわれると、ついついコレステロールのもとになる肉食を控える人が多いのですが、コレステロールもセロトニンの働きに欠かせないことは序章でもお話ししたとおりです。

多少コレステロール値が高くても、日本人の場合はかえって死亡率が低く、むしろコレステロール値が低い人のほうがうつ病になりやすい、という研究データもあるのです。

とくに高齢者にとって、コレステロールが十分でないことは、体の健康全体のことを考えるとリスクになると思います。

もちろん、魚にもトリプトファンは含まれているので、肉とともに魚もバランスよく摂るといいでしょう。

加えてトリプトファンは、炭水化物と一緒に摂ると吸収率がアップするといわれます。つまり、肉・魚・大豆製品などのたんぱく質とともに、ご飯やイモ類などの炭水化物もしっかり摂るといいのです。

さらにトリプトファンからセロトニンやメラトニンを生成して脳神経を正常に働かせたりするためにはビタミン類やミネラル類が必要です。結局のところ、肉も含めたバランスが取れた食事がうつ病予防にも、またトータルの老化予防にもいちばんいい、という結論になるようです。

3. 外出して光に当たる

太陽の光を浴びることは、健康の基本です。

冬季うつ病という季節性のうつ病がありますが、秋から冬にかけて日照時間が短くなることが、その発症の原因の一つと考えられています。

また、欧米で冬季うつ病が多い理由の一つに、一般に住居の室内があまり明るくないことがあるのではないかとも私は考えています。

日本では南向きの部屋に太陽光がさんさんと入ることが好まれるのですが、欧米では、南向きで日の光が入る部屋は敬遠される傾向があるからです。

光があまり差し込まないところに長時間いると、セロトニンの分泌が不十分になるので、状況によっては気分が次第に落ち込んでしまうものです。

冬季うつ病は、光療法で強い光を浴びることで治療する方法があります。睡眠障害の場合にも、光療法は有効な場合があります。

光を浴びるためにもっとも簡単にできることが昼間、外出することです。太陽が出ている時間に外出すればよいのです。

外出は適度な運動にもなり、気分転換にもなります。太陽光に当たることは、睡眠と関わりがあるホルモン・メラトニンの分泌にも影響があるので、睡眠の質の向上にも寄与すると考えられています。

また、日光を浴びることで、体の中でビタミンＤがつくられ、骨粗鬆症の予防などさまざまな効果があります。

まずは数分、数十分でもいいので、外出することをお勧めしています。

もし外出できないときでも、カーテンを開けて外光を室内に採り入れるだけでもかなり違います。朝、目覚めたら、カーテンを開けて、お日様の光を部屋に入れ、多少まぶしくても光をたっぷり浴びる。これがもっとも自然な治療法で、「心と体の健康」にいちばんいいと私は信じています。

第3章

ボケが始まっても十分間に合う対応法

◇人生100年時代、家族として知っておきたいこと

ボケかな、と思ったときの家族の接し方

家族が認知症になりつつあるな、と気づいたときに、周囲がどう接するかはとても大切な問題です。

よく、認知症の人には、頭から否定するような言葉で「逆らってはいけない」とか、「叱りつけてはいけない」といわれます。

病気ですから穏やかに接するべきであることは基本ですが、必ずしもそういう「腫《は》れ物にさわる」ような対応がいいとは限りません。症状と進行の度合いによって、接し方を周囲が考えていく必要があります。

たとえば、家族が接し方に困るような例では、その家のお父さんがだいぶ以前に亡くなっているのに、残されたお母さん（妻）が、いつまでもお父さんが健在のつもりで生活している、ということがあります。

「お父さん、今日はどこに行ったのかな」とか、「お父さんの分のお菓子、取っておかないと」とか。

そういうときに家族は、ふだんは聞き流していても、さすがに繰り返されて耐えかねる

と、「もう、お父さん、２年前に亡くなったでしょ。ここにはいないでしょ」とちょっといい返したくなります。

それは別にかまわないのです。「昨日も、今日も、いないでしょ」と声をかけるのは、さほど問題ではありません。

ただ、そういわれたとき、認知症が進んだ人の場合は「ああ、そうだったね」とその場では納得するのですが、５分後には、そんな会話があったことを忘れていたりします。

そういうわけで、あまり真剣に、「もういないんですよ」といって聞かせても、あまり意味はありません。逆に何度もその説明をするうちに家族が腹を立ててしまうことも珍しくありません。

問題は、認知症が進んだ人は、その場では納得しても、すぐにそういうやり取りがあったことを忘れてしまうので、言い方がきつかったりすると、いわれたときの「不快感」だけが印象として残ってしまうことです。

肝心の話の内容はすっかり忘れてしまって、「何か不愉快なことをいわれた」という感覚だけが残るわけです。

それが、実は認知症の「周辺症状（ＢＰＳＤ）」を引き起こす原因になることがあります。

だから、説得したり、軽く叱ったりすることはかまわないのですが、あまり強く叱ると「不快感」が残り、そこから起因する周辺症状につながり得ることは知っておくべきです。

そのため、私が相談された場合には、接する家族に対しては「強く叱っても効果がないし、結果的に損ですよ」とお話ししています。

ただ、それによって周辺症状が多少生じたからといって、認知症が進行するわけではありません。少なくとも神経の変性は進みませんし、認知症そのものが悪くなるわけではないので、生活を送るうえで必要なら、はっきりと伝えるべきときは伝えたほうがいいと思います。

ただ、そのあとに、少しばかり「反発」といいますか、反動として周辺症状などが起こるので、それに対してケアをしなければなりません。

本人が、叱られたその日一日くらい、いつもよりかなり機嫌が悪かったりするのは避けられないということを理解しておくことです。

いろいろな接し方をしてみて、「損な接し方」と「賢い接し方」を見極めていくほかないので、そういう接し方、説得のしかたも含めて、認知症への理解、本人がどう受け止めて、どんな感情を抱くのかということへの理解を周囲が深めてほしいと思います。

「はぐらかし」上手になるので要注意

年齢を重ねると、だれでも多少なりとも、「頑固オヤジ」「頑固オバサン」になっていくものです。

年とともに、ものの考え方がある程度保守的になって、フレキシブルさを失うという傾向はだれにもあります。

前にもお話ししたように、現在の脳科学では前頭葉が「意欲、創造性、感情の抑制」などを司《つかさど》っていると考えられていますが、私は「頑固オヤジ」化の現象も、前頭葉の萎縮によって起こっているのではないかと考えています。

この前頭葉の萎縮は40代から始まっていますから、やはり、そのくらいから「頑固オヤジ」化が始まっている、と考えたほうがいいでしょう。

この「頑固さ」が進行すると、認知症につながりかねない「フレキシブルさの減少＝判断力の障害」が始まることがあります。

認知症の症状があるかどうかを調べるときに、被験者にその日の日付をたずねる、という簡単なテストをします。

「今日は何月何日ですか」

と質問をして、「令和元年6月7日です」とすぐに正確に答えることができれば、その人はまず認知症ではありません。

日付は毎日変わるものなので、認知症による記憶障害があると、急に聞かれると答えられないものです。

また、「おいくつになりましたか」という質問にも、認知症がかなり進むと答えられなくなりますが、そういう質問は時々されるので、認知症の人も答えをはぐらかす方法を覚えていることがあります。

「おいくつですか」と聞くと、

「そうですね、私は昭和14年6月7日生まれですが、何歳になりますかな」

と逆に聞いてくるのです。そうすることで、逆に聞いた人が計算をして、「そうすると80歳ですね」と答えを出してしまいがちです。

こういう場合は、「昭和14年6月生まれなら、おいくつになるのでしょうか」と問い返さないと認知症かどうかは見抜けません。

何年生まれという数字はずっと変わらないので、認知症が進行していても生まれ年は記憶しているものです。

そういった認知症の人のはぐらかしのテクニックも見抜かねばなりません。意外に認知症になっても適応能力がある人が多いのです。

むかしの瓶《びん》入りのコーラは、40円か50円くらいで売られていて、今はペットボトル入りで150円くらいです。ところが、認知症が進んでくると、今の価格はまったくわからなくなっています。

ただ、「むかしは40円くらいでしたけどね」などといってはぐらかす人は、あまりいないようです。

どうするかというと、実際にお金を出して買うときには、現在いくらになっているかわからないので、そういう場合、認知症の人は小銭は使わないで「お札」を出して、はぐらかそうとします。

150円の飲み物を買うのに、「千円札」や「一万円札」を出すのです。そうして「お釣りをください」というわけです。そうすれば、現在の値段がいくらになっているかわからなくても、はぐらかすことができます。

ただ、こうして大きなお金ばかり出しているので、認知症の人の財布やポケットは小銭でいっぱいになります。

認知症の中期になると、年齢が答えられなくなり、ものの値段もわからなくなってきます。一方で、その害が出ないような、ある種の適応能力も高くなってくるようです。

ボケても「危機回避能力」はしっかり残っている

認知症になると、家族が外出を控えさせるようになる、それが最悪の対応だと前にお話ししました。徘徊などの問題行動を恐れたりするのですが、第1章でお話ししたように、認知症の人が最初からみんながみんな徘徊するわけではありません。

外出をしないとよけいに積極性が減退して、運動不足になり、日光にも当たらなくなるので、体によくないし、うつ病を併発するきっかけにもなってしまいます。日光を適度に浴びることは、骨粗鬆症の予防になるし、不眠症の予防にもなるのです。

もう一つ家族が心配するのは、「外出させて、交通事故にあったり、ケガでもされたら大変だ」ということです。

私は30年以上、高齢者医療で認知症の人を5000人くらいは診てきましたが、自分が診ている人で、認知症で交通事故にあった人は1人もいません。

散歩をしていて、あやまって土手から足を滑らせて骨折した、という人はいましたが、交通事故はありませんでした。

認知症の人にも「危険回避能力」はかなりあるのです。適応能力の一つでしょう。いつも外出していれば、自動車や自転車の往来くらいには気をつけることができます。

高齢者が踏切で動けなくなって、立ち往生していたところを救出された、といった話がニュースで流れますが、おそらくパニックに陥ってしまったのでしょう。自動車の運転のアクセルとブレーキも同じですが、パニックになれば、高齢者でも若い人でも判断ができなくなることでは同じだと思います。

危険回避能力という点では、認知症が進むと「だれにでも敬語を使う」ようになります。新たに施設に入ってきた高齢者の中には、最初は緊張することもあってか、スタッフに対しても、ほかの利用者に対しても、「高飛車《たかびしゃ》な態度」を取る人がいます。

それがイコール認知症の兆候ではないのですが、「頑固オヤジ」のはしりなのかもしれません。そういう人が認知症になって進行すると、一転して、だれに対しても敬語を使うようになります。最初は強気な態度を通していたような人が、次第に腰が低くなって、態度が一変するのです。

これは、相手がどういう人だかわからなくなってきて、「失礼をする危険」を回避するために敬語になるようです。

自分の息子に敬語を使うようになって、認知症が発症している、ということに気づく場合もあります。とにかく、どんな相手でも敬語で話しておけば間違いがない、という危険回避能力です。

「そうまでして長生きしたくない」のウソ

認知症になると、意外とニコニコして幸せそうになる人が多いのですが、その一方で、「死ぬのを怖がる」ようにもなります。そういう意味では子ども返りしているのかもしれません。そのために危険回避能力も高いのでしょう。

元気で健康なときには、「認知症になったり、寝たきりになったりしたら、そのときは私を殺してくれ」などといっていた人が、いざそうなったときに「長生きしたい」と思うようになるのは、人間であればごく自然なことです。

お笑いタレントで映画監督の北野武さんから聞いた話ですが、彼のお母さんは、テレビドラマのモデルにもなったような「気《き》っ風《ぷ》」のいい女性で、元気な頃には「将来、あたしが寝たきりになったら殺しておくれ」と口グセのようにいっていたそうです。

ところが、高齢で寝たきりになってしまったとき、たけしさんに「ちゃんとお医者さんに（お金を）包んだろうね」と確認してきたというのです。実際に寝たきりのような状態に陥ってしまうと、生き続けたいという思いが出てきたようなのです。

このことからもわかるように、元気な頃の「安楽死や尊厳死の意思表示」はあてにならないものです。若く健康なときには、ほとんどの人が「そうまでして長生きをしたくない」と意思表示するのですが、私が知る限り、寝たきりの人の90％くらいは「どうあっても生きていたい」と願望しています。

専門家の中には、「末期症状の高齢者は、早く死にたいと願っている」という人もいて、一般にもそう考えている人がいますが、私の経験では「早く死にたい」というのは、うつ病の患者さんの症状であることがほとんどです。

高齢であることを理由にうつ病を放置するケースがあるようですが、高齢の人でも、うつ病は治してあげなければ悪化するし、できる治療は施してあげるべきです。

人工透析を受けている患者さんが、「こんなに苦しい治療が続くのなら死にたい」という意思を示した、という話がありました。透析は、人によっては非常に苦痛で、体の負担も大きく大変ですが、そういう場合、うつ病も発症していることが考えられます。

週に何度も透析となると、「もう、やめたい」と思って、抑うつ気分になってしまうこともあります。それで「死にたい」といったとしても、それはうつ病の症状である可能性があるのです。言葉どおりに受け止めてはいけないのです。

アルツハイマー型認知症のメカニズム

70代後半になると、認知症を発症する人の割合が8％から10％弱くらいになります。それまでは、うつ病の人の割合のほうが多いくらいですが、70代、80代と認知症の有病率は高まります。

日本では、認知症患者さんの6割以上がアルツハイマー病を原因疾患とするアルツハイマー型の認知症だとされています。

アルツハイマー病は、神経細胞の中にアミロイドβ《ベータ》というたんぱく質が蓄積されることで起こると考えられています。

アミロイドβが脳に蓄積されると、脳の神経の中に、神経細胞が変化した「神経原繊維《しんけいげんせんい》変化《へんか》」という糸くずのような物質がたくさん混じるようになって、脳に「老人斑《ろうじんはん》」と呼ばれるシミのようなものが広がるのです。

そして、脳の中で記憶や空間学習能力を司る「海馬《かいば》」を中心に萎縮が目立つようになり、海馬が関わる短期記憶に障害が生じます。

70歳以上、とくに70代後半以上の人は、本人にまったく自覚がなくても、日常生活でアルツハイマー型認知症特有の行動を取るようになっている可能性が高まります。

認知症には、そのほかにも脳の広い範囲に「レビー小体」という円形の構造物が蓄積されて、脳の神経細胞が少しずつ減っていく「レビー小体型認知症」、そして、脳梗塞や脳出血によって発症する「血管性認知症」と呼ばれるタイプの認知症などが存在します。

すでにお話ししたように、85歳を過ぎた人は、ほぼ全員の脳にアルツハイマー病の変化が起こっていますから、そのくらいの年齢になれば、だれでも症状が出てきても不思議ではないのです。

「声を出す」「人と会話をする」ことの効能

現在、アルツハイマー病の新薬として開発されている薬品のほとんどは、アミロイドβの蓄積を防ごうとするものです。動物実験の段階ではうまくいくのですが、人間ではなかなか効果が見られず、市販されるには至っていません。それどころか莫大《ばくだい》な研究費をかけた大手の製薬会社のいくつかが開発を断念しています。

アミロイドが蓄積するのを止める、という発想は比較的シンプルなのですが、それがうまくいかないという理由には、実は、それが脳の老化の本質との関わりがあるせいではないか、と私は考えています。つまり、本質的な老化は止められないのです。

アルツハイマー型認知症になりやすいかどうかは、遺伝的要因が大きいといわれています。親がアルツハイマー型認知症の有病者だと、子どももなりやすいということです。完全な遺伝ではなくても体質が似るのでしょう。

ただ、本書でも指摘しているように、「頭を使っている人、日常生活でいろいろな作業、思考を行う人ほどボケにくい」という傾向はあります。

CTなどで脳の状態を見ると、発症しそうなくらいに脳の萎縮が進んでいるのに、日常生活では頭脳明晰という人もいます。

同じくらいの脳の萎縮の人を比較してみたら、日常的に脳を使っている人はさほどボケていなくて、そうでもない人はかなりボケが進んでいる、知能テストをしても明らかに差が出る、という例もあるのです。

頭を使うといっても、とくに高度な使い方というわけではなくて、私が経験上いちばん効果が高いと感じているのは「人との会話」です。

人と話すと、自分で考えて話をして、それに対して人から反応が返ってきて、さらにやり取りをするという作業になるので、脳を強制的に働かせることになります。

このとき、「声を出す」ということがポジティブ（効果的）なようで、私が担当しているアルツハイマー病の患者さんの中に、以前から趣味で「詩吟」を続けている人が何人かいるのですが、この人たちは進行があまり目立ちません。

詩吟でなくても、おそらくカラオケで大きな声で歌う、みんなで歌うというのも効果が見込めるでしょう。仲間がいればワイワイ楽しめてよりよいのですが、一人カラオケでもかまわないと思います。

認知症になると知能が落ちる、という思い込み

もう10年以上前の話になりますが、第1次安倍内閣時の麻生外務大臣が、日本からのコメの輸出に関して「（コメの値段が）7万8000円と1万6000円はどっちが高いか、アルツハイマーの人でもわかる」と発言し、問題になりました。

ようするに日本国内より中国のほうが高く売れるので、もっと輸出できるようにしようといいたかったのでしょう。この発言について、当時の塩崎恭久官房長官が適切な表現でなかったとして、謝罪・撤回の意を示しました。

確かにアルツハイマー病で苦しむ人たちに対しても、家族のみなさんに対しても非常に失礼で乱暴な発言ですが、実はこの発言、一般の人がこの病気に対して抱いている「大きな誤解」を象徴するものでもあるのです。

アルツハイマー型認知症になると、「計算ができなくなるだろうけど、それでもわかるくらい簡単な計算だ」と、麻生氏はジョークのつもりでいったのでしょうが、実際にはアルツハイマー病を発症しても計算ができる人はいくらでもいるのです。

アルツハイマー病は進行性の病気なので、もともと数字に強い人は、発症していても軽いうちであれば人並み以上に計算が得意なものです。つまり、アルツハイマー病になったからといって複雑な計算がまったくできなくなるというのは、完全な誤解でしかないのです。

序章で紹介した、レーガン元米大統領、サッチャー元英首相の例も同じ意味を持っています。軽いアルツハイマー病だと、記憶の低下は起こり始めても、理解力・判断力の障害はまだ症状としては出てこずに、何年間かは政治指導者としての仕事を遂行できるケースもある、という実例です。

多くの人が誤解する「アルツハイマー病を発症すると知能が低下する」ということは、実は初期には起こらないのだ、ということは、ぜひ知っておいていただきたいと思います。

実際、アルツハイマー病の人は、初期だと、人によっては5分前のことを覚えていなくても、非常に複雑な話をよく理解していて、上手に説明してくれる人もいます。

人の頭脳の働きをコンピューターの機能にたとえれば、記憶を司るメモリーの働きが鈍ってきても、計算や判断を司るＣＰＵ（中央演算処理装置）の機能は衰えていないという状態があるのです。新しい記憶は、書き込んでもすぐに消えてしまうけれど、ＣＰＵが健在であれば、複雑な計算を高速で処理することができる、という面があったりするわけです。

アルツハイマー病の中期くらいまでは、計算も判断もきちんとできる人がいる、ということをみなさんはぜひ知っておいてください。もちろん、末期になってくると、簡単な計算も理解できなくなります。つまり「7万8０００円と1万6０００円のどちらが高いか」がわからなくなるのです。そういうさまざまな段階がある、ということです。

急な異変は「せん妄」を疑う

認知症は、急に起こるということはまずありません。何度も強調しているように、じわじわと進行する病気ですから、しっかり「老い仕度」を整えれば、慌てることはありません。

70代、80代の人が、ある日突然、意味のわからないことをいい始めた、というケースでは、認知症ではなく、「せん妄《もう》」を疑う必要があります。

日本の医療現場では、一般的に高齢者の精神症状の原因がすべて認知症だと思われがちです。しかし、実はアメリカの「老年医学（Geriatrics= 老人病学）」の現場では、専門家の基本的な認識として、高齢者に表れやすい症状は、

1. コンフュージョン（混乱）
2. デプレッション= depression（うつ状態）

の二つが挙げられ、1の「混乱」の原因として、「認知症（dementia《ディメンティア》）」と「せん妄（delirium《デリリウム》）」

の二つがあるとされているのです。

つまり、2の「うつ状態（depression）」を加えて、高齢者に起きやすい精神症状は、「3つのD」＝1の dementia（認知症）＋ delirium（せん妄）＋2の depression（うつ病）であるとしているほどで、認知症とともに「せん妄」の症状、そして「うつ病」が注目されているわけです。

うつ病も「急に変化が起こる」ことが多いのですが、次の第4章で詳しくお話しするので、ここでは認知症とせん妄の違いについて説明します。

せん妄とは意識障害の一種です。

認知症が進行すると、だんだん行動的、性格的におとなしくなっていきますが、せん妄は、幻覚や妄想が起きて、大声を出すなど激しい言行を伴うことが多くなります。

私の経験では、入院させたとたんに錯乱《さくらん》状態になり、大声をあげ始めるという患者さんが何人かいました。

入院させて、ベッドに寝かせたら、娘さんの名前を「〇〇さ～ん、〇〇さ～ん」と呼び出したお年寄りもいました。

ベッドで「ここに虫がいる」といって怖がったり、「テレビから天皇陛下が出てきて、私のことを呼んだ」といい出すお年寄りもいました。

こういう場合も、認知症が進んだと勘違いされることがありますが、せん妄は意識障害の一種なので「夢遊病」に近い状態で、「寝ボケがひどくなった状態」なのです。そのため、せん妄がひどく発症している間のことは、正常に戻ったときにほとんど覚えていません。

また、じわじわと進行する認知症とはまったく対照的で、せん妄は1日のうちでも起こったり、正常に戻ったり、夜間はとくに悪化したりと日内変化します。

幻覚や妄想がよく起こるのもせん妄の特徴で、記憶に関していえば、直前や近い記憶が飛んだりもします。

私が知っているせん妄の人で、とくに重篤だった患者さんのケースでは、夜中に幻覚を見て、幻覚にいわれるがままに自分の病室から出て、別の病室まで行って、ほかの入院患者さんの点滴を次々と抜いてしまった、という例がありました。

高齢の人がなんらかの理由で入院して、その晩、自宅から病室へと環境が変化したことで錯乱してしまうこともあり、急に夜間、騒ぎ出したりすることがあります。

こういうときに、病院側に「認知症があるのに隠していたのでしょう。困ります」と転院させられるケースがあるようです。それほど、急に発症する「せん妄」の症状が医療現場でも知られていないのです。

認知症では、1日のうちにせん妄ほど症状が変化しません。そして、せん妄は、早ければ数時間で治まり、長くても数週間で正常に戻ることが多いのです。まれに長期にわたって症状が出ることがありますが、ほとんどの場合、短期間で治まって、私の経験では９割方は治ります。

また、せん妄は、薬などで正常に戻って、退院して自宅に帰っても、服用していた薬をやめると、また症状が出たりします。反対に、家に戻ると薬を使わなくても、すっと症状が治まるということもあります。

これも、長期間にわたってゆっくり進行する認知症とは、まったく異なる点です。

こうした認知症とせん妄、そして、老人性うつ病の特徴をよく認識している専門医に相談することが、家族や周囲の人にもっとも望まれる対応です。

備えとして、介護保険の仕組みを知っておく

「心の老い仕度」を考えるときに、心と体の健康面、食事や生活習慣はどう維持し、改善したらいいか、といったことは、ある程度、誰もが考えるものです。

ところが、高齢者とその家族のための社会システムについては、一度、必要な状況になって経験した人でなければ、意外に詳しく知らないものです。

高齢のご両親のどちらかが一人で生活をするという状況になって、ある程度、認知症の傾向があるけれど、施設に入らなければならないほどではない、というケースがよくあります。

そういう高齢者のための社会システムを大半の人が知らないので、家族が仕事を長期間休むことになったり、ひどい場合には、仕事をやめることもあります。だから、私は介護や支援などの問題が生じる前に、本人も家族も制度について最低限のことは知っておいたほうがいいと勧めています。

たとえば、介護保険についてです。介護保険には、公的なものと民間によるものがありますが、本書では公的介護保険についてお話しします。

だれでも40歳を過ぎると、特別な事情がない限り介護保険料が徴収されます。また、年

金からも差し引かれます。それは将来、親でも本人でも、介護などが必要になったときのための保険となるものです。

ところが、保険料は医療保険（職場の健康保険、国民健康保険）に加入していると、健康保険料と一緒に徴収される（第２号被保険者）ので、あまり意識せずに支払っている人もたくさんいます。

一方では、介護保険料を自分で納付している場合、納付期限までに納付しないと督促《とくそく》状《じょう》が送付されてきます。その督促状の指定期限までに納付しないと、日数に応じて延滞金が加算されるので注意が必要です。

保険料が天引きされているとなおさらですが、保険料を支払ってはいても、介護保険が具体的にどういう仕組みになっていて、いつ、どのようにすれば、せっかく保険料を払った介護保険のメリットを受けられるのか、ということは知らない人が多いようです。

介護・支援を受けるための手続き

介護保険は、40歳以上の人が被保険者となって保険料が徴収されているのですが、各市区町村に申請し、介護や支援が必要だと認められれば、サービス提供事業者の介護・支援サービスを受けられるようになります。

介護・支援サービスは、支給限度額の範囲内であれば、1～3割の自己負担で受けられます。

残りの7～9割は、保険者である各市区町村が保険料から事業者に支払ってくれます。つまり、健康保険制度と基本的には同じ仕組みです。

被保険者には「第1号被保険者」と「第2号被保険者」があります。

「第1号被保険者」は65歳以上の人全員で、いかなる理由が原因でも、申請して各市区町村が「要介護・要支援」と認めれば、決められた割合の、少ない自己負担で介護・支援サービスを受けられるようになります。

「第2号被保険者」とは40歳以上65歳未満の人で、医療保険に加入している人全員です。

「第2号被保険者」の場合は、介護が必要となった原因が限られています。脳血管疾患、がん、関節リウマチ、初老期における認知症、パーキンソン病など16の「特定疾患」が原因でない場合には、介護・支援サービスを受けることができません。

65歳以上の「第1号被保険者」となる人には、65歳の誕生日の前日までに「被保険者証」が郵送などで送られてきます。

「第2号被保険者」、40歳以上で医療保険に加入している人は、「要介護・要支援の認定」の結果が出たあとに、被保険者証が送られてきます。

第2号被保険者が介護・支援サービスを受けることが可能になる16の特定疾患は、各市区町村に確認をしてください。

「かかりつけ医」をつくっておくメリット

介護保険でサービスを受けるためには「認定手続き」が不可欠です。ようするに「介護が必要な人かどうか」を面接などによって認定(要介護認定)を受けます。軽いほうから「要支援1・要支援2」「要介護1～要介護5」までの認定が行われます。

この認定までが意外に手数と時間がかかるので、もし、本人が「介護が必要だ」と気がついてから手続きをしようとすると、けっこう大変だと思います。

それと、80代、90代になっていると、65歳の誕生日の前に送られてきたはずの「被保険者証」がどこにしまわれているか、探す必要があったりします。

役所まで家族が付き添ったりできれば、何も知らなくても、とにかく各市区町村の役所の窓口に直接行って相談すれば何とかなると思いますが、「いざ必要だ」となる前に、ある程度は知っておきたいものです。

介護保険サービスを利用するためには、「要介護者（これは審査の結果に応じて要介護度が認定される）本人」または、その家族（または後見人など）が、健康保険を管轄する市区町村の管轄部署に必要な届け出をしなければなりません。

このとき、住所、氏名などの確認とともに、主治医、所属病院名などが求められます。ふだんから「かかりつけ医」などをつくっておくと、「主治医の意見」として、「この人は、この能力がかなり落ちていて、高い介護認定が必要」などと認定により有利になるように書いてくれることでしょう。

初回認定には、1～2カ月の手続き期間がかかります。市区町村の管轄部署に書類などを提出し、認定審査の面接などを受けた後に「要介護度」が審査され、「介護保険被保険者証」が発行されます。

介護で困ったときはここに相談

介護・支援の内容など疑問や相談があれば、市区町村の担当窓口や「地域包括支援センター」の担当者が相談に乗ってくれます。

この地域包括支援センターは、地域住民の保健・福祉・医療の向上など、介護保険に関連することを支援・助言などするために介護保険法で設置されることになっていますから、介護関連で困ったことがあれば、何でも相談できるはずです。

地域包括支援センターには、支援のために保健師、主任ケアマネージャー、社会福祉士などが配置されています。

ケアマネージャー＝介護支援専門員は、福祉や介護、医療そのほかに5年以上の実務経験を持つ人が「介護支援専門員実務研修受講試験」を受験する資格を得られ、この試験に合格したうえで、研修を受けるなどして初めて登録できるという、いわば「身近な専門家」ということです。

介護を受けようとする人が、住んでいる地域を担当するケアマネージャー（以下、ケアマネ）を選定してもらうと、その人が介護に必要な内容、介護計画などの「ケアプラン」を作成してくれます。

ケアマネージャーを上手に利用する

地域包括支援センターは、その地域の介護、福祉の情報がすべてといっていいほど集まっているはずです。

たとえば、介護・支援の内容でも、デイサービスの施設ごとの状況をいちばん把握しているのがケアマネです。

この施設は、認知症でも軽い人たちが多く集まっているとか、あの施設ではいつもマージャンをやる人が集まっている、将棋、囲碁をやっている、カラオケのいい設備がある、といった情報も持っています。

デイサービスは、初めて行くときには本人が気乗りしない場合などがあります。認知症の人たちと一緒にされたくない、というプライドが邪魔をしたりするのですが、どこどこの施設は、そんなにボケていない人が多い、などの情報もケアマネが持っていると思います。

行ってみたら気に入るかもしれないので、「楽しいかどうか試す」ためにも、ケアマネに相談するといいでしょう。

また、何かの疾患で病院にかからなければならない、といった場合でも、その地域の「評判のいい先生」については、高齢者医療の場合は、担当のケアマネに聞くのがいちばんの近道だと思います。

ただ、注意が必要なのは、ケアマネの中には、特定の会社と関係が深すぎる人もたまにいるようで、介護を受ける側にさほど有利にならないところのサービスを中心的にあっせんしようとする場合もあるようです。

もし、担当のケアマネとの相性に問題を感じるようだったら、地域包括支援センターに相談しましょう。担当のケアマネを替えてくれるはずです。

いずれにしても、地域での介護・支援サービス、医療の情報を効率よく手に入れるためには、ケアマネをいかにうまく利用するかによって「介護ライフ」の豊かさが変わってきます。

悪質セールスに財産を奪われないための「成年後見制度」

親が認知症になって判断能力があやしくなってきた、というときに利用できるのが「成《せい》年後見制度《ねんこうけんせいど》」です。

悪徳業者などからの不当な契約で財産を失ってしまうことがないように、家族や弁護士などが保佐《ほさ》や補助をする人の選定を受け、その人の確認がなければ契約ができないようにすることができる制度です。

たとえば、老親が一人暮らしになって、同居もしたがらないし、引っ越しもしたがらない、自分で料理がまったくできないのに、一人で暮らすことにこだわる、というケースがあります。

そういう状況になって、放ってはおけないけれど、自分は仕事もあるし家族も動けない、すぐに親の住まいの近所に引っ越すこともできない、ということが非常に多いので、そのようなケースでは、「成年後見制度」が役立つ場合があります。

対象者の判断能力の程度によって、「後見（判断能力がまったくない場合）」「保佐（判断能力が著しく不十分な場合）」「補助（判断能力が不十分な場合）」の三段階があり、後見人等に与えられる権限が変わってきます。後見人、保佐人、補助人は家庭裁判所への申し立て、審判を経て選任されます。

成年後見制度には、メリットとなる二つの使い方があります。

まず、「後見」の場合であれば、親の後見人になることで、親の持ち家などの不動産を売却して、その資金で親を有料高齢者施設に入居させることができる、ということです。都市部の場合、特別養護老人ホームなどの公的な施設は相当な順番待ちなので、私営の有料施設が現実的です。

親はもちろん自分の持ち家などを売却することに反対するかもしれませんが、そんなことをいっていたら、いつまでも状況が打開されません。それを解決する方法として、成年後見制度が役立ちます。

施設に入れれば、とりあえず不慮の事故の危険性などは避けられるので、本人としても家族としてもそのほうが安心だったりするわけです。

「保佐」や「補助」は、完全にボケたレベルに至る前の段階で、つまり「後見人」となる前の段階として、その人の息子なり、奥さんなりが、契約などの際に一緒にハンコを押すという制度です。

商行為、契約行為などを「保佐」「補助」する仕組みとして、ざっくりいえば「本人と保佐人や補助人の印鑑が二つそろっていないと、その人の商行為、契約行為が成立しない」とするものです。

テレビの通信販売や新聞広告などを見ていて、知らないうちに高額の商品を必要もないのに購入しようとしていた、というときに有効です。

軽いボケの人は、通常の受け答えができるので、正常に商行為、契約行為ができるように見えますが、記憶力が落ちているので、悪質なセールスに何度もだまされたりということがよくあります。

そんなときに、「本人の印鑑」だけで商取引が成立するようだと、悪質な詐欺的商法に引っ掛かってしまい、「何度もだまされる」という結果に陥りやすいのです。

商行為や契約行為の際に、「二つの印鑑」が必要となっていれば、一人にしておいたら、いつの間にか不利な契約や詐欺的な契約に引っ掛かってしまっていた、という事態は避けられます。ただし、本物の詐欺の場合は契約そのものが違法だったり、契約がなかったりするので制度は利用できませんが。

リスクある金融商品の契約に注意

これは詐欺的な商法ばかりではなく、銀行などの金融機関が購入を勧めるような「安全そうな金融商品」にも、実はいろいろな落とし穴（中途解約しにくい、解約には違約金が発生するなど）があるものもありますから、本当に「身近な危険」です。

知人の出版関係の人にも、「父が70歳の頃、銀行員に勧められて『変額年金』に加入したが、家族が契約内容をよく見たら、80歳までは出金できない（解約すると手数料を取られる）という不利な契約だった」という話もあります。

高齢の人は、十分に理解しないままで契約をしてしまう例があるのです。とくに銀行員など信頼できそうな人が「大丈夫ですよ」などと勧めると、高齢の人はコロリと契約してしまう例があります。

本当は「実は『大丈夫』ではなく、『一定のリスクがあります』」と説明しなければならないのですが、とても細かい文字で書かれた契約書を渡して、「契約内容は確認しました」としているケースがよくあるのです。

金融機関が花形企業だった高度成長の時代を生きてきた人には、まさか堅実な銀行員が勧めるものが、「元本割れ」のリスクがあったりとか（実際には、銀行などの窓口で元本割れリスクがある投資信託などの金融商品も販売している）、出資する人に「不利な商品」であったりするはずがない、という「古い先入観」があるものです。

こういったリスクに警鐘を鳴らすべきマスコミ関係の人もよく知らないような隠れたリスクについて、一般の人はその危険さをなおのこと「知らされていない」といっていいでしょう。

こういう詐欺ではないものの「説明不足」「先入観を逆手に取った金融機関の商法」、また悪質な業者などとの商取引、契約行為を容易にはできなくするのが、成年後見制度の役割の一つなのです。

成年後見制度の問題点

2000年に導入された成年後見制度ですが、「認知症の高齢者500万人超」といわれる中で、利用者は約21万8000人（18年12月時点）程度にとどまっています。

どうも成年後見制度を担当する各家庭裁判所（家裁）が、親族が資産の私物化などの不正を行うことを警戒して、成年後見人には「親族より弁護士などの専門職」を選任する傾向があって、それも成年後見制度の利用が広まることの妨げになっているようなのです。

実際、後見人になった親族が後見される人の財産を使い込むなどの不正が、ピークの2014年には全国で809件もあったようです。

しかし、親族の立場に立ってみれば、専門職とはいえ、見ず知らずの弁護士などが老親の成年後見人として選任されても、信頼しきれないという面があります。しかも、後見人となった専門職が、財産を管理するだけで高い報酬を取って、実際には本人の日々の生活が具体的に支援されるわけではないことに反発が強いようです。

これに対して、最高裁判所は19年3月に家裁に対し、後見人として「身近な親族を選任することが望ましい」という通知を出しています。親族が後見人として選任されるように、この2、3年内に成年後見を支援する「中核機関」を全国に整備することを国が17年に促進計画をつくり、見直しを行っています。

ただ、各自治体はその計画にほとんど対応できていないので、成年後見制度は、その普及をもうひと押しする具体的政策と国家・地方自治体の予算、支援体制がないと、広く一般化するにはハードルがいくつもあるようです。

せっかく準備されている成年後見制度は、制度としては明らかに認知症の人たちと、その家族にとって救済となるはずなのですから、もっと身近に幅広く活用できるようにしてほしいものです。

第４章

脳の老化も遅らせる「心の健康」の保ち方

◇老年精神科医が見てきた、幸せに年を重ねている人の共通点

老人性うつに気づく3つのポイント

認知症の兆候と間違えられることがよくあるのが、高齢者のうつ病です。

うつ病と認知症のいちばん大きな違いは、「うつ病は早期に治療すればよくなる」けれども、「認知症は進行を遅らせることはできても、治すことはできない」ということです。

そして、認知症とうつ病が同時に進行する場合もあるので、注意が必要です。

すでにお話ししたように、認知症はじわじわと進行するので、あわてて対応しなければ、と思う必要はありません。

それに対して、うつ病は、家族でも本人でも、症状に気がついたら、できるだけ早期に治療をしたほうがいいという点で、まったく異なっています。

それにもかかわらず、高齢者のうつ病による変化は、家族がそれに気づいても「年のせいでしょう」と思ってしまいがちで、本人も「年だからじゃないか」とボケの初期症状と誤ってしまうことがあるのです。

高齢者のうつ病の特徴は、次の3点です。

1．ある時期に急に変化する

高齢になると、外出するのが億劫になったり、それまでは毎日化粧をしたり、身繕《みづくろ》いに気をつけたりする人だったのに、化粧も身繕いもしなくなる、という兆候があります。その変化は、認知症でも進行するにつれて起こることがあります。

以前は、いろいろな趣味があってよく出掛けていたのに、いつの頃からか出不精《でぶしょう》になった、という長い間の変化は、家族もあまり気づきません。繰り返しお話ししてきたように、認知症の場合、じわじわと変化が起こるからです。

しかし、うつ病の場合は、その変化がある時期に急に起こります。場合によってはある日、突然起こるのです。認知症の場合は「いつからですか」と聞いても、「さあ、いつごろからでしたか、よくわかりませんが、今はそうなりましたね」というケースが多いのですが、うつ病だと急激に起こります。

そして、もう一つ、認知症と異なる点は、外見上もかなり変化することです。表情、顔つきがガラリと変わる人が多いのです。高齢者がうつ病になると、急に「10歳くらい老けた」感じになることがあります。

認知症の場合は、表情も症状も本当に長い時間をかけて変化するので、家族は変化にあまり気づかないことがよくありますが、うつ病は短期間に大きく変化するので気づきやすいのです。

2．本人に「もの忘れ」の自覚がある

病院の「もの忘れ外来」には、「最近、父がもの忘れが多いのですが、認知症でしょうか」と訪れる人がいます。

その場合、認知症の当人は「あまり気づいていない」という状況で、家族と一緒に来院することがほとんどです。自分では「最近、もの忘れが増えた」ということにさえ気づかないのが、中期以降の認知症の特徴です。

それに対して、うつ病の場合は、本人が「自分に変化が起きている」ことを気にして、自ら来院するというケースが目立ちます。うつ病だと自分自身に起こっていることが心配になって来院するのです。

3．食欲や睡眠に変化が出る

うつ病の人は、抑うつ気分とともに、食欲が急に減退したり、逆に異様に食欲が増した

りしますが、そのことにも自分で気づくことが多いのが特徴です。

一般的には、うつ病だと食欲がなくなることが多く、逆に認知症の人は、症状が進むと食欲が増進することが多いという傾向があります。

うつ病は、基本的には「食欲減退」が一つの特徴といっていいでしょう。

もう一つは、序章でも触れたように、うつ病の兆候として「不眠」があります。

自分では眠りたいのに、夜中に何度も目が覚めてしまうという場合、うつ病を疑ってみる必要があります。これは高齢者だと当たり前と思われがちですが、急に起こった場合はうつ病の可能性が強いのです。

認知症の場合は、まったく反対に「よく眠れる」という人が多い傾向があります。「ロングスリーパー」といいますが、家族が心配するくらいよく眠るようになるのです。

高齢でうつ病になると、「早くお迎えがくるといいのに」といったことをいう人が時々います。とくに肉親、配偶者などを亡くすと、「早くあの人のもとに行きたい」といったりします。

だれでも「家族の死」に直面すると、気持ちが落ち込むのは当たり前です。そのため、「落ち込むが、生活は何とか保てている」という場合は、それだけでは「うつ病ではない」と診断されます。

しかし、それに加えて仕事も家事もできなくなった、生活がほとんど保てなくなった、という状態が続いたときは「うつ病が強く疑われる」のです。

ただ、「自殺したくなった」など、自殺企図の症状が続くようだと、深刻な事態になりますから、早めに精神科に相談したほうがいいことは間違いありません。

「心の病気」から「脳の病気」になったうつ病

うつ病は「心の病気」と考えられてきました。

患者に何らかの精神的な異常があるとき、その人の心に問題があるために異常が起こって、病気となって発症していると思われていたのです。

1950年代くらいまでは、アメリカでは精神医学の主流の学派は「精神分析」でした。

その頃は、もっとも科学的な精神医学は「精神分析」だとされていました。

その人の無意識の世界を探索して、体や行動、心理に起こっている異常について、本人の気づかない無意識の世界に原因があるのではないかと探っていたのです。

しかし、現在は、うつ病は「脳の病気」だという考え方が主流です。

「心」に病があることは変わらないのですが、その心の病の原因が具体的にどこにあるのかというと、「脳の機能」に問題があるのだ、と考えられるようになったのです。

第2章で詳述しましたが、1950年代後半に抗結核薬である「イソニアジド」や抗ヒスタミン薬である「イミプラミン」という薬でうつ病が改善することがわかって以来、うつ病は「脳の病気」と認識されるようになりました。

その開発初期にはメカニズムがわかっていませんでしたが、「薬で治るのだから、生物学的な要因で精神疾患が起こっているのだろう」と医師たちが考え始め、精神科の臨床現場での研究対象は、それまでの哲学的な精神分析から生物学的な精神医学にシフトしたのです。

1960年以降には「脳科学ブーム」のようなものが起こり、うつ病などの精神疾患を「脳の働き」の観点から追究する研究者が増えてきました。

現在では、治療にあたって心理面にウェイトを置いている精神科医でも、「脳の機能」には着目せざるを得ないという状況です。少なくともほとんどの精神科医は薬物治療を行います。

うつ病の治療は、心のトラブルを治すために、薬を使って脳の機能を正常化しようとする、という治療になったのです。

抗うつ薬の服用で気をつけること

抗うつ薬には、「三環系抗うつ薬」「SSRI＝選択的セロトニン再取り込み阻害薬」「SNRI＝セロトニン・ノルアドレナリン再取り込み阻害薬」など、さまざまな薬物があることを第2章で紹介しました。

いろいろな不具合をその都度、調整しながら開発されてきたのですが、それぞれ特徴があります。そこで私は、症状と患者さんの個性、状況、向き不向きによって薬を使い分けます。

「三環系抗うつ薬」は、過剰摂取すると死亡率が高くなるというリスクがあります。ほかに、のどの渇き、便秘、排尿困難、眼圧上昇などの副作用が起こります。

高齢者の場合、便秘がひどくなることが多いということが目立ちます。また、緑内障がある場合、眼圧が上がって危険なので使用できません。

より新しい「SSRI」「SNRI」は副作用が少ない薬とされていますが、前述したように「他者への攻撃性」「自殺企図」の副作用があって、アメリカの高校で起きた銃撃事件に結びついたのではないか、というアメリカのFDA（食品薬品局）による「注意喚起」指示がありました。

日本の厚生労働省もSSRIとSNRIについての副作用報告を検討し、2009年に、関連医薬品の使用上の注意に「注意喚起」を追記するように指示を行っています。

青少年の場合、神経伝達物質が不足しているかどうかがはっきりしません。うつ病の症状が表れるのは、「心理的要因」のほうが多く影響しているのではないかと疑われるケースが少なくないのです。そのため、青少年に対する抗うつ薬投与では、かねてその効果に疑問が示されていました。

他方、高齢者の場合は、年齢とともに神経伝達物質の不足が生じている可能性が高いので、それを補うための抗うつ薬は一定の効果が得られることが多いのです。

私の経験でも、抗うつ薬は、若い人より高齢者のほうが効きがいいことは間違いありません。

ただ、もし抗うつ薬を飲んでも効かないのであれば、服用はやめます。

抗うつ薬は、ほかの医薬品と同じように「飲み合わせ」の問題があります。併用する薬との相互作用について、薬には必ず「注意書き＝使用上の注意」がついているので、チェックが不可欠です。

風邪薬を服用していると、なかには「抗コリン作用」を持つ薬もあるので、抗うつ薬と併用すると作用が強くなってしまうことがあります。

内科医には、抗うつ薬を服用していることをはっきり伝える必要があります。薬局でもチェックしてもらえます。

抗うつ薬は、必要に応じて効果的に活用し、日光に当たる、小旅行など気分転換を心掛ける、仕事や人間関係などの改善を図るといった対応と並行して行ったほうが、より早期に症状が改善すると思います。

言葉で認知を変えていく「認知療法」

うつ病は「悪循環を生みやすい病気」という特徴があります。「心配が心配事を増やす」ように、悪循環となる考えが「自己増殖」していくタイプの病気といえます。

かつては、

「うつ病のときには、悲観的な認知となり、うつ病が原因で悲観的な認知が起こっているのだから、その悲観的認知をいくら変えても、原因であるうつ病が治療されなければ効果はない」

と考えられていました。

うつ病治療においては、「言葉による説得は効果がない」ということが治療の常識とされていたのです。

その精神科治療の従来の常識に対して、１９６３年に米ペンシルベニア大学精神科のアーロン・ベック教授は、新たに「認知療法」を開発しました。

うつ病は「感情の病気」なので、「感情に対して論理的な説得をしても無意味だ」というのがうつ病の専門家の見解でしたが、ベック教授は、患者に対して「説得」を試みることで、うつ病改善に大きな効果が得られることを示したのです。

たとえば、実際には裕福なのに、「このままでは私は生活できなくなって、野たれ死にしてしまう」という悲観的な認知をしている患者さんがいたら、「認知療法」では次のようなやり取りをします。

治療者　「あなたにはいくらくらいの貯金がありますか」

患者　「１億円くらいあります。でもこんな貯金は、数年でなくなりますよ」

治療者「今、毎日、どのくらい使っていますか」
患者「1日、1000円程度で暮らしています。節約しないと、どんどんお金が減りますから」
治療者「1日1000円使うとすると、1億円あれば、10万日暮らせますよ。10万日というと、約270年分ですね」

このようなやり取りで、患者さんに、

「そうか、270年分もお金があれば、心配しなくても私一人ぐらいは生きていけるのではないか」

という気づきが生まれれば、患者さんの悲観的な「抑うつ気分」が少しは和らぎます。

ベックの当時の治療法は、悲観的な認知に「根拠がない」ということを示して説得する方法です。悲観的な認知が減ることで、悲観的な感情も治まっていくわけです。

ベックは、説得によって悲観的認知という「症状」に働きかけ、「原因」となっているうつ病を改善できるということを発見したのです。

今思うと当たり前のような話ですが、「認知を変えても、うつ病は治らない」とされていた当時としては画期的な発見でした。

心の老化を進める「自動思考」の悪循環パターン

ベックは認知療法に、さらに工夫を加えていきました。実際に、とても悲観的になっている人を「説得すること」だけで楽観的に変える、そして、うつ病をよくするということは、容易ではありません。

そこで、「自動思考」という方法にスポットが当てられています。

「自動思考」とは、人が生活し、活動する中で遭遇するいろいろな場面で自動的に生まれる「思考パターン」のことです。うつ病の人は、この「思考パターン」によって、うつ病の状態をより悪化させているのです。

たとえば、うつ病になって自分の能力が落ちている人が部長に呼ばれたりすると、「クビに違いない」と自動的に考えてしまいます。それによってよけいに落ち込んだり、部長にケンカを売ったりと、いろいろ悪い行動が生じることがあります。

このような自動思考が生じると、たとえば「クビになる」が100％正しいと思ってしまうのですが、そうとは限らないことをわからせていくのです。

たとえば、人のことを敵か味方、正義か悪の二つにだけ分けて考える「二分割思考」をする人は、味方と思っていた人が自分を批判すると、「敵になった」という自動思考が生じて落ち込んでしまいます。実際には味方のまま批判をしたかもしれないのに、敵でも味方でもないグレーゾーンが想定できないわけです。このようなマイナスに偏った自動思考を起こしやすくする思考パターンを「不適応思考」といいます。

ベックの弟子であるフリーマンはいくつもの不適応思考のパターンを挙げ、これを脱却することでうつ病を治療したり、予防できると考えました。こうして不適応思考を指摘して自覚させることで、うつ病的な思考パターンから脱却できるとしたのです。

自動思考の治療としては、うつ病の患者と問答をしながら、「起こったこと＝状況」「感じたこと＝感情」「自動思考の内容＝どんな否定的な感情に至ったか」といったことを書き記すなどして、自動思考以外の思考ができるように仕向けていきます。

うつ病の人が、自動思考しかできない状況から脱却させていくのです。

悪循環する思考を修正する「反証」

厚労省の事業「こころの健康科学研究事業」が作成した、『うつ病の認知療法・認知行

動療法　治療者用マニュアル』によれば、認知療法で、治療者がうつ病の患者に行う問答の「反証《はんしょう》」の例が紹介されています。

先ほどの「状況」「感情」「自動思考」では、3つの問答、分析でした（「3つのコラム法」）が、ほかに「5つのコラム法」「7つのコラム法」などがあります。

「7つのコラム法」では、3つに加えて、「根拠」「反証」「バランス思考・プラン」「心の変化」の4つが加わります。

その問答の中で、治療者が「反証」を見つける手がかりの「4つの例」が「マニュアル」に出ていますので紹介しましょう。

これは、うつ病の人が「自動思考」で不適応思考の方向に迷い込んでいるときに、きわめて客観的に「適応思考」に導くための視点の例です。

・ポイント1：第3者の立場で

「もしほかの人が同じような考え方をしていたら、あなたはなんと言ってあげますか？」

「あなたがそう考えていることを知ったら、あなたの親しい人はどのような言葉をかけてくれるでしょうか？」

うつ病の人は、心理的に「視野狭窄《しやきょうさく》（視野が狭くなる）」で、客観的な見方ができなくなっています。

第3者の立場に立って自分の姿を見たときに、客観的な見方ができるのではないか、と問いかけ、視野を広げる手助けをします。

・ポイント2：過去や未来の自分だったら？

「元気な時だったら、違う見方をしないでしょうか？」

「5年後、10年後に同じ体験をしたとしたら、どのように考えるでしょうか？」

ポイント1の「第3者の立場」と似た見方で、過去の自分だったらどう見るか、未来の自分が見たらどう判断するだろうか、と問いかけます。

現在の自分は、うつ病でいっぱいいっぱいになっていますが、過去の自分なら、または未来の自分なら、別の見方をするのではないか、と問いかけます。

・ポイント３：経験を踏まえて

「以前にも似たような経験をしたことはありませんか？　その時はどうなりましたか？」

「その時と今回では、どのようなところが違うのでしょうか？」

「その体験から、今回役に立ちそうなものはありますか？」

現在の自分は、うつ病のために悲観的な見方しかできなくなっています。しかし、過去の自分であれば、同じような状況を経験して、別の見方をしていたのではないか。そう問いかけます。

・ポイント４：もう一度、冷静に

「自動思考は１００％正しいですか？」

「どんな小さなことでも、自動思考に矛盾することはありませんか？」

「自分の力だけではどうしようもない事柄について、自分を責めていませんか？」

うつ病の人が、自分の自動思考の「不適応」によって、悪循環の方向にパターン化されているということに気づけば、それまで「100%、自分が正しい」「100%、相手が間違っている」と思い込んでいた思考も、「ちょっと違っていたかもしれない」という自分の矛盾に気づきます。

これは、健康な人でも陥りやすい思考法なので、日々自らを振り返り、「反証」するといいと思います。

このような思考パターンを変えるための面接は、原則として週に1回、一定期間続けて行います。状況によっては、延長が必要なこともあるようです。

第2章で紹介した、「うつ病『3つの予防法』」の「1.考え方のパターンを変える」というのが、この認知療法の「不適応思考」を修正する、という治療法に通じます。

日頃からだれでも陥りやすい「自動思考」と「不適応思考」の迷路についてよく考えて日常を過ごすことは、効果的なうつ病予防になると思います。

思考をプラスに転じさせるコツ

「うつ病の人の認知を変えること」の重要なポイントは、思考法に「プラス思考」を織り込めるようにすることでしょう。

エジソンの有名な言葉があります。

「人生で失敗したことは一度もない。１万通りの『うまくいかないやり方』を発見しただけだ」

そういう考え方をすれば、「マイナスの自動思考」には陥りにくくなります。とにかく「やってみよう」という姿勢や考え方に何とか持っていくのです。

認知症でもうつ病でも、興味が減退し、積極性がなくなるという症状が出ますが、「でも、やってみよう」という方向です。

飲食店でも、「知らない店は、おいしくなかったら嫌だから行かない」という発想、思考ではなく、「まずい店でもいいじゃないか。まずい店を新たに発見した、と思えばいい」「まずかったら、途中でやめて、ほかの店で食べればいい」と考え方をフレキシブルにする。それができれば、積極性も生まれるでしょう。

いい年をして、「若い人が行くような店には行かないほうがいい」と考えがちですが、どんどん「若い人の店」「若い人が行くところ」に行ってみるといいと思います。

行ってみるまでは、「きっと嫌な思いをする」とためらうのですが、試しに行ってみると、意外に面白いことに気づいたりするものです。

日曜日の繁華街をぶらついてもいいし、夏なら海水浴場やプールに行くのもいいでしょう。すごく気分転換になりますよ。

水着も持って行って、生まれ変わったような気分になれば、抑うつ気分が吹き飛ぶかもしれません。

もし、それで「嫌な思い」をしたら、家に帰って笑い話にでもして、家族に話して聞かせるといいのです。「人生でめったにない貴重な経験をした」ととらえれば、プラス思考に近づいていけます。そして、このようにいろいろ試すことは前頭葉の老化予防、つまり感情の老化予防にもつながるのです。

軽症うつ病では、できるだけ薬は使わない

軽症うつ病の場合には、抗うつ薬を処方する前に「カウンセリング」を基本とする「小精神療法」を行うことになっています。

これは、2012年に作成された「日本うつ病学会治療ガイドライン」によります。

「小精神療法」とは、患者さんが訴える内容を医師が「支持的」に傾聴（ひたすら聴き取る）し、苦悩には「共感」を示し、患者さんと医師がともに問題点を整理します。そして、

必要であれば、休養を含めた日常生活上の指示を行う方法です。

軽症うつ病の場合、この「小精神療法」で十分な改善が見られることが少なくないとされ、「少し話を聞いて、すぐに抗うつ薬を処方する」という従来型の治療法を見直す方向です。

すでにご紹介したように、抗うつ薬について、欧米ではとくに副作用が問題となっています。

そのため、日本うつ病学会のガイドラインでは、軽症うつ病に対しては、できるだけさまざまな治療法、とくに支持的カウンセリング（94ページ）、心理教育、そのうえで認知療法・認知行動療法などの精神療法が検討されるべき、とされているのです。

自分のマイナス思考パターンを知れば、対策が打てる

ベックの弟子のフリーマンは、「不適応思考の12パターン」を提唱しました。人をうつ病になりやすくする「不適応思考」、つまり「悪循環につながる考え方」を修正するのが、うつ病の一つの対策となります。

実はこれらは、うつ病の人に限らず、だれでも多かれ少なかれ持っている「陥りがちな思考パターン」です。

つまり、これらの「不適応思考のパターン」を知って、気をつけていれば、対人関係や仕事、生活の中で、「不適応思考からくる悪循環」に陥りにくくなり、ひいては、うつ病の予防にもなるのです。

1．二分割思考

「二分割思考」とは、前述したように、何でも「2項対立」的なとらえ方をしてしまう思考のこと。

たとえば、「成功か失敗か」「敵か味方か」「善か悪か」「白か黒か」「100点か0点か」などと、ものごとに対するときに得られる結果を二分割させてとらえる考え方です。

〈具体例〉

書類などを作成するときでも、「完璧なものでなければ、完全に失敗だ」と考えてしまう人は、自分が精魂込めて作成した書類にちょっとでも不備があったりすると、落ち込みがちです。

「ああ、自分ともあろうものが失敗してしまった。自分は本当にダメな人間だ」と考えてしまうのです。実際には、客観的に見て「ほかの人より優れた書類をつくっている」にもかかわらず、自分の基準に合わないと「ダメ」と烙印《らくいん》を押してしまうのです。

また、人間関係では、「自分の味方だ」と思っていた人が、会議で自分の意見に「批判的意見」をぶつけてきたりすると、「味方ではなかったのか、敵に回ったな！」と激昂《げきこう》してしまうということも起こります。

〈治療での例〉

治療現場では、うつ病の人に「少しよくなったみたいですね」と声をかけると、よく「全然ダメです！　むかしの私と比べたら、まったく使いものになりません！」という反応が返ってくることがあります。

仕事を第一線でバリバリやっていた人がうつ病を発症した場合、治療をしてもなかなか全盛時の自分の実力には戻れないものです。しかし、この思考パターンの人は「１００点でなければ０点だ」という考え方になるのです。

「少しはよくなった」とか、「前よりベターだ」という発想ができないと、仕事面でも対人関係でも行き詰まりを感じて、自分を追い込んでしまいます。

2. 過度の一般化

「過度の一般化」は、あるできごとが、多くの中の一例に過ぎないのに、それを一般的なものとしてとらえ、取り返しのつかない事態であるかのように考える思考です。

〈具体例〉

たとえば、夫婦間のささいなことで、相手から「冷たい」と感じる態度を取られたときに、「ああ、もう自分に対する愛情がまったくないんだ」と、その一事だけで決めつけてしまうケース。

たった一度の「気に食わない冷たさ」を過度にとらえ、「愛がなくなった」と短絡的な結論だけを膨らませてしまうのです。それによって、誤解が誤解を生んで人間関係もうまくいかなくなります。

仕事でも、たまたま自分の部署に配属された新人の態度が悪いと、「今の新人は、みんな使いものにならない」と、「新人・若手」全体がダメだと決めつけてしまいがちです。同年代でも優れた人材はいるはずで、根拠のない決めつけとなってしまいます。

3. 選択的抽出

「選択的抽出《せんたくてきちゅうしゅつ》」は、複雑で多様な状況の中で、「ある一面」だけに注意を取られて、そのほかの側面を無視してしまう思考です。

〈具体例〉

他人の性格や能力を評価するとき、一つでも欠点が目につくと、そこだけに焦点を当てて、ほかの「いい面」をいっさい見ようとしない、自分の判断はそれでやってきたからいいのだ、という考え方をする人がいます。

こういう人は逆に、相手を信じすぎて「詐欺」などにだまされてしまうことがあります。第3者が善意で、「あれは詐欺ですよ」といくら説明しても、「いや、あの人はそんな人ではない。誠実な人だから、私にはそんなことはしない」と、かたくなに「いい面」ばかりを見て判断してしまうのです。

うつ病の人や、うつ的な気分になりやすい人は、人もできごとも「悪い面だけを見る」という「選択的抽出」に陥りがちなので、悲観的にとらえて「ミスをした自分は、もうこの職場にはいられない」と、「悲観の悪循環」に陥ってしまいます。

それまでにどんな実績があっても、自分が成功した体験があっても、それらを思い起こして「やり直せば大丈夫」という発想に至らないケースがあるのです。

4．肯定的な側面の否定

この世のできごとにはいろいろな側面があります。身のまわりの一つの現象でも、肯定的な見方と否定的な見方ができることが多いもの。ところが、「選択的抽出」とも似ていますが、「肯定的な側面」を「価値がない」「たいしたことではない」などと否定的な見方に偏らせてしまう思考パターンです。


〈具体例〉

「自分は、太っているから異性にもてない」と思い込んでしまっている人がいます。話を聞くと、そういう人はたいてい料理が上手だったり、会話が面白かったりと、「いい面」「特技」をいろいろ持っているものです。

ところが、自分からそういう自分の「いい面」を認めることなく、「太っているから」

という、自分で「悪い面」と決めつけていることばかりを気にしているのです。

異性同士がお互いを気に入るかどうか、好きになるかどうかは、外見だけではないのに、自分の能力や内面を肯定的にとらえず、「悪い（と思っている）面」だけが常に頭の中にあるのです。

いわゆる「太っている」ということへのコンプレックスに近い思考ですが、やはり「決めつけ」の一つです。自分にも恵まれた環境があるのに、「隣の芝生は青く見える＝他人の所有物のほうがよさそうに見える」という効果で、自分の「いい面」が見えなくなっている人が多いのです。

このタイプには、「人の肯定的側面をまったく見ない」という人も少なくありません。この点でも「選択的抽出」と重なりますが、「いい人だけど、信用できない」など、結論として否定的に考え、肯定的側面を無視してしまうのです。

5．読心

「読心《どくしん》」というと、「読心術」のような超能力のように思うかもしれませんが、超能力ではありません。接する相手の「心」の奥の「気持ち」「意図」を自分で決めつけて、「この思考です。

人はこういうことをするつもり」と勝手に根拠もなく相手の言動について解釈してしまう

〈具体例〉

うつ状態だと、「相手が自分の考えを否定している」とか、「自分を、この場から追い出そうと考えている」などと自分で勝手に決めつけてしまいます。

うつ病とは無関係でも、時々そういうタイプの人を見かけます。

「あの人は、私のことを嫌っているから……」とか、「部長は、私のことを無能だと思い込んでいる」などと勝手に決めつけてしまうような人です。

もし、そんな相手から意外にも褒められたり、高く評価されたりしても、「私のことを嫌っているくせに、完全になめている」「嫌みな人だ」「私を軽蔑しているから、さらしものにしているんだ」などと悪いほうにしか解釈しません。

本来であれば、「読心」という行為そのものは、「不適応思考」ではありません。

相手の気持ちを理解し、共感するために「読心」して、相手がやりやすい、動きやすいようにと考えることが、本来の「読心」のあるべき行為です。「相手はどう考えているんだろう」「こうしてあげたら、よりわかりやすいだろうか」と気遣いすることは、人間関係の「いろは」といえるでしょう。

この「読心」が「不適応」で、「悪循環」の方向に行ってしまう裏には、やはり「決めつけ」が存在します。

相手の心や行動を予測するまではいいのですが、それは推測、推察に過ぎません。相手を理解するには、言葉などによるコミュニケーションによって、お互いがどんな気持ちを持っていて、「何をしたいか」を確かめつつ関係をつくらなければならないことはいうまでもありません。

そこの大切な部分、「相手のためを思う」というところがスッポリ抜けているのが、「読心」が「不適応」となる例につながります。

6．占い

これから起こることについて、「否定的な予想」をして、自分でそれを「事実ととらえてしまう」のが、「占い」と呼ばれる思考パターンです。

〈具体例〉

たとえば、男性、女性を問わず、異性とおつきあいをして、そこそこうまく交際が進んでいるのに、「自分はどうせ捨てられるんだ。相手はどうせ本気ではない」と考えてしまうのが「占いの思考パターン」です。

すると、交際相手がちょっとほかの人と会話をしているだけでも、「ほら、やっぱり私に対しては本気ではなかった」と否定的な想像しかしなくなります。すると、相手もそんな態度に嫌気が差してしまいがちです。

結婚願望がありながら独身でいる人の中には、「どうせ自分には一生、結婚相手は現れないんだ」と決めつけている人がいます。そういう思考だと、どんなにチャンスがあってもそのチャンスに気づかなかったり、積極的に行動できずに、みすみす失敗したりします。

こうした思考と行動は、なおのこと自分の行動を制約して、状況をより悪い循環に導いてしまいます。

もともと将来起こるであろうことを予測する「占い」の考え方自体は、「読心」と同じく「不適応思考」ではありません。次に起こること、将来起こること、そのとき自分にできることを予想して、それに備えておくことは大切です。

災害への対策も、「老い」への「予防と対策」もそうです。本当に起こることを、「否定的な予想」に偏らずにきちんと把握して、万全の準備をおこたらないような姿勢でいれば、不安はそれほど強まらないことでしょう。

7．破局視

これは「占い」に似ていますが、将来起こるできごとについて、「最悪の事態」＝「破局」が起こると決めつける思考が破局視《はきょくし》です。

〈具体例〉

世紀末になると、「隕石が地球に落ちて、人類のほとんどが滅亡する」といった根も葉もない風説が流れ、それを本気にして全財産をなげうってしまう人が現れます。20年ほど前の20世紀末にも、そういう話が世界各地で伝えられました。これが「破局視」のわかりやすい一つの例でしょう。

こういう世界観では、うつ病でなくても、抑うつ的な気分になってしまいます。自暴自棄になる人も現れます。

病気ではないのに、自分は病気に違いない、と思い込んでしまい、「もう治る見込みがない」と考えるようだと、これは破局視の思考です。「本当はがんなのに、みんな自分にだけ黙っているんだ」という破局視的な思い込みは、がん告知がほとんど行われなかった時代には、よくありました。

病気や事故などで「自分は近く破局する」と思い込んで、パニックに陥る人もいます。こういう人は、いったんパニック状態になると、さらに急激に悪化することがあり、まわりのケアが必要になります。

高齢者になるほど、「自分はこのまま寝たきりになるのではないか」「きっと、もうすぐ死ぬのに、だれも教えてくれない」と思い込む傾向が強くなります。

年を取るにつれて、破局視的な思考は強くなっていくので、注意が必要です。

8. 縮小視

「縮小視」は、4の「肯定的な側面の否定」に似ていますが、少し異なるところがあります。「肯定的な側面の否定」は、他者の言行に対するものであることが多いのですが、縮小視は、おもに自分の行為を「自ら過少に評価する」ということです。

つまり、自分の今回の仕事が「かなりうまくいった」とまわりも評価しているのに、「このくらいのこと、取るに足らないことだ」「確かにうまくいった。けれども、たいした結果ではない」などと考えてしまう思考です。

前出の「二分割思考」で、「100点が取れなければ0点に等しい」と、極端に一刀両断してしまうところが似ています。

〈具体例〉

たとえば、職場などで、昨日はうまく仕事をマネジメントできなかったけど、今日は少しはましになった、という妥協的な考え方を受け入れず、「当初の予定」が100％できていなければダメという、「自分の輝かしい全盛時」の基準を持ち込んだりします。

こういうタイプの人でも、うつ病の治療が効果的に進められることはあります。ただ、ご本人が納得するほどには完璧に「過去の自分」にはなかなか戻りません。

若い人なら完全回復する例もありますが、高齢者では「能力が落ちた」という思いから抜け出せないことがよくあります。

思っていたようなバリバリの自分には戻らないので、「バリバリに戻っていない」と「縮小視」しがちで、いったんよくなったのに、ふたたびうつ病に逆戻りしてしまうこともあります。

治療から職場に戻って、「この間の遅れを取り戻そう」などと考えると、ふたたびがんばりすぎて、また、うつ病を再発する、という悪循環も起こりがちです。

「先週よりよくなった、その前よりずっとよくなった」と肯定的にとらえることが大切で、それができないと、「過去のよかったときの自分の姿にこだわる」＝「常にうつ病の原因を抱える」ことになってしまうのです。

とにかく「少しはよくなった」と思うようにする、「次はもっとよくなるだろう」という発想の転換が大切です。

9. 情緒的理由づけ

自分の「情緒的な反応」、つまり「気分によって変わること」が、実際の自分の状況＝現実に起きていることのすべてのように考えるのが、「情緒的理由づけ」の思考です。

〈具体例〉

本人が気分がいいときには、「何もかも、うまくことが運んでいる」と感じるものです。ところが、その反対に落ち込んでいるときには、同じように状況が動いていても、「何をやってもうまくいかない。今後もうまくいかないだろう」と考えがちです。

この傾向が強まると不適応思考となって、気分が落ち込んだら、そのまま「すべてがうまくいかない」と情緒的に判断してしまうのです。

人間関係では、自分が好意を持っている人がいうことは「すべて正しい」と思ってしまうような傾向がこれに当たります。反対に、嫌いな人がいうことはすべて間違って聞こえるのです。

たとえば、自分が好感を持っているテレビのタレントがいうことに対して、どんなことをいっても「そのとおりだ。やっぱりこの人は正しい」と考えてしまうようなケースで、いわゆる政治的「ポピュリズム（大衆扇動主義《たいしゅうせんどうしゅぎ》）」の政治家などに影響されやすい人たちは、この傾向が強いのではないかと思われます。

この場合、「正しいか、正しくないか」ではなく、「好きか、嫌いか」が判断基準になっていることに、自分では気づかない状況です。

10.「べき」思考

とくに高齢の人に多く見られますが、「～すべきである」「～でなければならない」という言い方、考え方が、自分の行動や思考を支配している場合があります。

〈具体例〉

象徴的なのが、「男は、強くなければならない」「男は、他人に弱みなど見せないもの」という考え方です。

こうした思考の人は、もし気分が突然落ち込んでも、他人に相談することができず、「～であるべし」という固定した考え方のために、かえって自分を追い詰めてしまうことがよくあります。

企業の管理職の人の中には、体調が悪いときに「今日は、休んだほうがいいですよ」といわれても、「私は管理職なのだから、そう簡単に休めない」と、かたくなに受け入れない人がいます。

年齢とともに体力も免疫力も落ちているのに、「かくあるべし」という固定的イメージに縛られているのです。こういう人は、無理をして熱が出て倒れたりして、かえって迷惑をかけることにもなりがちです。

働きながら子育てをしている女性の中には、職場での仕事と育児の両立で困っている人が数多くいます。「母親として、育児と家事、職場での仕事、すべてに手を抜けない」と考えると、精神的にも肉体的にも、自分を追い込んでしまいます。

老親の介護をしている人では、「親の面倒は子どもが見るべきだ」「施設に入れるのはかわいそうだ」という発想があると、すべてを抱え込んで、結局、自分が追い詰められてしまうこともあります。

子どもが親の面倒を「見るべきである」という思考は、現実には相当な無理があり、早めにＳＯＳを出すべきなのですが、古い価値観に縛られて、自滅状態に陥ってしまう人もいるのです。

11．レッテル貼り

「レッテル貼り」は、「2．過度の一般化」とよく似ています。あるできごとに対して、「レッテル」＝わかりやすい「ラベル」を貼り付けることで、自分の中では仕分けがすんだと考える思考パターンです。

〈具体例〉

たとえば、自分が一つの仕事で失敗したときに、「この仕事で失敗した」と考えるのではなく、「自分は仕事で失敗するような、できない人間だ」という「レッテル」を貼ってしまうのです。

「負け組」という「レッテル」を貼ってしまう人も多くいます。就職活動で1～2社の面接に落ちただけで、「自分は負け組だ」というレッテルを貼って、就職も結婚もおぼつかないと悪い方向に思考が向きます。

自分に「落伍者」「落ちこぼれ」「無能」といったレッテルを貼って卑下《ひげ》する傾向は、うつ病でよく見られます。

他者に対しても、「あいつは落ちこぼれだ」とか、「彼は嫌われ者だから」などとレッテルを貼って、その人の評価を客観的なものではなくしてしまうこともあります。

12. 自己関連づけ

自分のまわりでのできごとには、自分という要因以外の複数の要因が関連しています。

ところが、「自分が最大の要因だ」と考えてしまうのが、「自己関連づけ」の思考です。

〈具体例〉

たとえば、職場でチームを組んで行った仕事が失敗に終わった場合、だれの責任というわけでもないのに、過剰に「この失敗は、自分の責任だ。自分がもっとしっかりやれば、うまくいっていた」という人。

過度に責任を感じる人は、「自己関連づけ」が強い人です。責任の一端はあるでしょうが、チームで行った仕事の結果は、チーム全体で引き受けるのが妥当なのに、「すべて自分の責任」と考えてしまいがちです。これがうつ的な気分の引き金になりやすいのです。

以上、「不適応思考の12パターン」を紹介しました。うつ病予防のためにも、また日頃から精神衛生をよく保つためにも、自分や家族がこのいずれかのパターンに陥っていないか、常に注意しておきたいものです。

最大の老化予防対策は「自分のためにお金を使う」こと!?

年を取ったら、「お金は浪費せずに貯めて、子や孫に残すべき」という人もいますが、「心の老化」予防には、年を取った人のほうが、どんどんお金を使ったほうがいいでしょう。

私は、そのほうが感情老化の予防になると考えます。

年を取ったら「年齢なりの生活をすべき」という発想は、「不適応思考」の「～すべし。～であるべし」という思考パターンにはまっているのかもしれません。

もし、子どもも独立して、年金などの定期収入が可処分所得としてあるのであれば、私は「全額、自分の楽しみのために使いましょう」と提案しています。

こうあるべし、という狭苦しい発想より、好きなことを好きなようにする、という発想のほうが、明らかに心には健康的で、体の免疫機能も高まります。

それでも、子どものために貯めておこう、という人にひと言助言をするとしたら、この長寿の時代には、自分がこの世からさようならをする頃には、たいてい子どもも60歳を過ぎていて、リタイア世代となっているのです。

そんなリタイア世代に、余分なお金を残す必要があるのかどうか。それは個人の考え方ですが、私は必要ないのではないかと思います。

孫に教育費をプレゼントする、というのは、一見悪い話ではないようにも見えます。「可愛い子には旅をさせろ」という言葉もありますが、今の時代には「可愛いい孫」というほうが当てはまっているかもしれません。

むしろ、自分たちが好きなことをやって、楽しく生きていて、いつまでも元気なほうが、孫も子どもも、家族みんなの活力になると、私は思います。

現役時代は忙しすぎてゆっくり行ったことがなかった南洋のリゾートにでも、体がそこそこ動くうちに行ってみてはどうでしょうか。

超人気のハワイは、さすがにそれなりの予算が必要ですが、グアム、サイパンなどは、格安のツアーが各種企画されていて、国内旅行よりよほどリーズナブルな値段で、ゆったり海外旅行を楽しめたりします。

いっそ子どもと孫をまとめて海外旅行に連れていく。そのほうが、へたにお金を残すより、家族の感謝と貴重な「思い出」が得られるのではないでしょうか。

「自分を大切に生きる」ことで自分も家族も幸せになれる

一方で、老後は「かつかつ」の生活、という人も、快適な過ごし方があります。

私の知人で、「バブルの頃は羽振りがよかった」という人がいます。バブル崩壊の余波で会社は倒産し、奥さんとも離婚、家族とは別れて暮らすという生活を余儀なくされています。

その人は、今は国民年金を受給しているのですが、国民年金だけではとてもではないけれど生活費には足りません。

そこで、その人は不足する分は、「生活保護」で補っています。生活保護は年金と違って毎月入金されますし、年金より高額になります。

その人は「若い頃、ものすごく税金を払ったのだから返してもらっているだけ」といいます。私もそのくらいに思ったほうがいいと思います。

生活保護というと、家も土地もなく、仕事も収入もないことが受給の条件のように思われがちですが、資産などがあっても、部分的に受給することができます。

たとえば、家や土地を持っていても、家賃分を差し引いた額の生活保護費が受給されるケースがあるのです。必要であれば、みんな「大手を振って」受給すればいいのです。もちろん、収入が一定の金額より少ない場合も生活保護を受けることができます。

生活保護を受けると、いろいろなサービスが同時に受けられます。たとえば、医療費は無料になります。路線バスなどの公共交通機関も無料になります。つまり、部分的にでも生活保護を受けることは、さまざまなメリットがあることなのです。

この意味からも、私は「老後のためにと、今の生活を犠牲にしてお金を貯めるよりも、元気なうちに好きなことに使って、万が一、経済的にうまくいかなくなっても、いざとなったら生活保護を受ければいい」くらいの開き直った発想が必要だし、そのほうが心の老化予防になると考えています。

人に迷惑をかけてはいけない、とか、世の中の負担になりたくないなど、「～であるべき」という思考パターンはきれいに捨てて、自由・快適に生きることが「感情年齢」をいつまでも若く保ち、心も脳も老化させずに、元気に過ごす秘訣だと私は信じています。

そして、それが高齢者全体の認知療法といえるかもしれません。

■参考文献

『うつ病の認知療法・認知行動療法　治療者用マニュアル』厚生労働省科学研究費補助金　こころの健康科学研究事業「精神療法の実施方法と有効性に関する研究」／厚生労働省

『DSM－5　精神疾患の分類と診断の手引き』American Psychiatric Association 著／高橋三郎他監訳／医学書院

『老人性うつ　気づかれない心の病』和田秀樹著／PHP研究所

『うつ病は軽症のうちに治す！』和田秀樹著／PHP研究所

『最強の男性ホルモン「テストステロン」の秘密』クロード・ショーシャ、クロード・デール共著／和田秀樹監訳・監修／ブックマン社

『受けたい介護がすぐわかる　手続き便利帳』小泉仁監修／青春出版社

青春新書
INTELLIGENCE

こころ涌き立つ「知」の冒険

いまを生きる

〝青春新書〟は昭和三一年に──若い日に常にあなたの心の友として、その糧となり実になる多様な知恵が、生きる指標として勇気と力になり、すぐに役立つ──をモットーに創刊された。

そして昭和三八年、新しい時代の気運の中で、新書〝プレイブックス〟にその役目のバトンを渡した。「人生を自由自在に活動《プレイ》する」のキャッチコピーのもと──すべてのうっ積を吹きとばし、自由闊達な活動力を培養し、勇気と自信を生み出す最も楽しいシリーズ──となった。

いまや、私たちはバブル経済崩壊後の混沌とした価値観のただ中にいる。その価値観は常に未曾有の変貌を見せ、社会は少子高齢化し、地球規模の環境問題等は解決の兆しを見せない。私たちはあらゆる不安と懐疑に対峙している。

本シリーズ〝青春新書インテリジェンス〟はまさに、この時代の欲求によってプレイブックスから分化・刊行された。それは即ち、「心の中に自らの青春の輝きを失わない旺盛な知力、活力への欲求」に他ならない。応えるべきキャッチコピーは「こころ涌き立つ〝知〟の冒険」である。

予測のつかない時代にあって、一人ひとりの足元を照らし出すシリーズでありたいと願う。青春出版社は本年創業五〇周年を迎えた。これはひとえに長年に亘る多くの読者の熱いご支持の賜物である。社員一同深く感謝し、より一層世の中に希望と勇気の明るい光を放つ書籍を出版すべく、鋭意志すものである。

平成一七年

刊行者　小澤源太郎

著者紹介
和田秀樹〈わだ　ひでき〉
1960年大阪府生まれ。東京大学医学部卒業後、東京大学附属病院精神神経科助手、米国カール・メニンガー精神医学学校国際フェロー等を経て、現在、国際医療福祉大学心理学科教授、川崎幸病院精神科顧問、和田秀樹こころと体のクリニック院長。老年精神科医として、30年以上にわたり、高齢者医療の現場に携わっている。主な著書に『比べてわかる！フロイトとアドラーの心理学』『引きずらないコツ』(いずれも小社刊)、『自分が高齢になるということ』(新講社)、『「人生100年」老年格差』(詩想社)などがある。

老年精神科医《ろうねんせいしんかい》が教《おし》える
「脳《のう》が老化《ろうか》」する前《まえ》に知《し》っておきたいこと　青春新書 INTELLIGENCE

2019年6月15日　第1刷

著　者　和《わ》田《だ》　秀《ひで》樹《き》

発行者　小澤源太郎

責任編集　株式会社プライム涌光
電話　編集部　03(3203)2850

発行所　東京都新宿区若松町12番1号 〒162-0056　株式会社青春出版社
電話　営業部　03(3207)1916　振替番号　00190-7-98602

印刷・中央精版印刷　製本・ナショナル製本

ISBN978-4-413-04571-1

こころ涌き立つ「知」の冒険!

青春新書
INTELLIGENCE

大好評! 青春新書インテリジェンス 話題の書

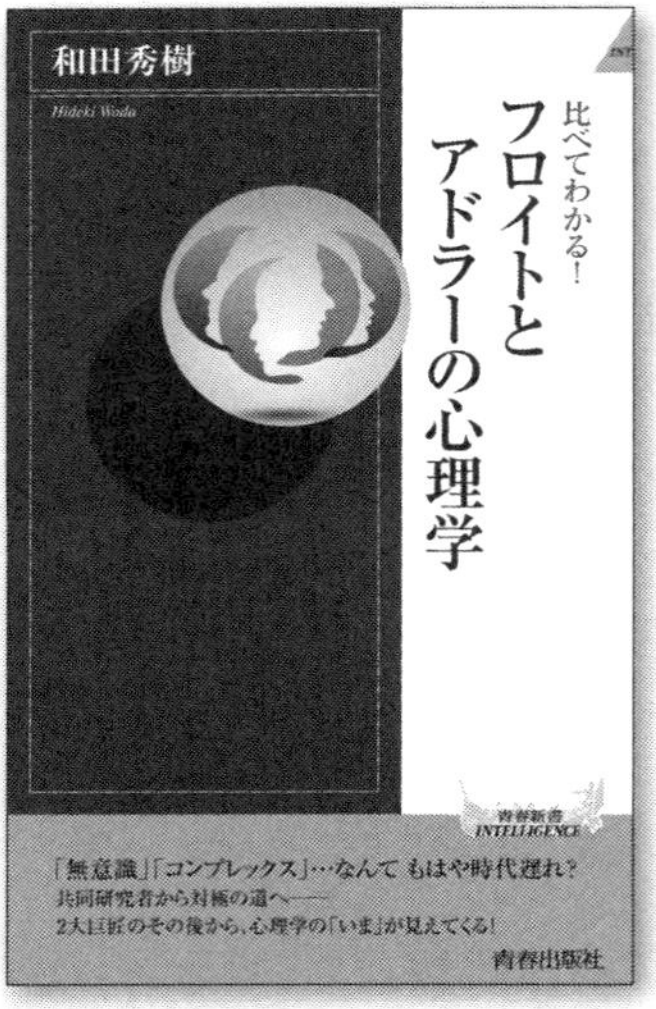

比べてわかる!

フロイトとアドラーの心理学

和田秀樹

「無意識」「コンプレックス」…なんてもはや時代遅れ?

共同研究者から対極の道へ――

2大理論の比較で見えてくる「より良く生きる」ための心理学!

ISBN978-4-413-04430-1　900円

お願い ページわりの関係からここでは一部の既刊本しか掲載してありません。折り込みの出版案内もご参考にご覧ください。

※上記は本体価格です。(消費税が別途加算されます)
※書名コード(ISBN)は、書店へのご注文にご利用ください。書店にない場合、電話またはFax(書名・冊数・氏名・住所・電話番号を明記)でもご注文いただけます(代金引替宅急便)。商品到着時に定価+手数料をお支払いください。
〔直販係　電話03-3203-5121　Fax03-3207-0982〕
※青春出版社のホームページでも、オンラインで書籍をお買い求めいただけます。ぜひご利用ください。〔http://www.seishun.co.jp/〕